Thure Brandt

Heilgymnastische Behandlung weiblicher Unterleibserkrankungen

Verlag
der
Wissenschaften

Thure Brandt

Heilgymnastische Behandlung weiblicher Unterleibserkrankungen

ISBN/EAN: 9783957008213

Auflage: 1

Erscheinungsjahr: 2016

Erscheinungsort: Norderstedt, Deutschland

Hergestellt in Europa, USA, Kanada, Australien, Japan
Verlag der Wissenschaften in Hansebooks GmbH, Norderstedt

Cover: Sandro Botticelli "Die Geburt der Venus"

Verlag
der
Wissenschaften

THURE BRANDT'S

HEILGYMNASTISCHE BEHANDLUNG

WEIBLICHER UNTERLEIBSKRANKHEITEN.

NACH DEM SCHWEDISCHEN ORIGINAL

ÜBERSETZT VON

DR. ALFRED RESCH.

WIEN 1888.

WILHELM BRAUMÜLLER
K. K. HOF- UND UNIVERSITÄTSBUCHHÄNDLER.

HERRN

GEHEIMERATH PROFESSOR

D^R. B. S. SCHULTZE IN JENA

GEWIDMET.

THURE BRANDT.

VORWORT.

Die ersten Veröffentlichungen Brandt's über seine Methode stammen aus dem Jahre 1864. Weder diese, noch das später in schwedischer Sprache erschienene „Gymnastiken" gelangten in weitere Kreise, Brandt war so gut wie vergessen, bis in jüngster Zeit wieder auf ihn die Aufmerksamkeit gerichtet wurde. Es war ein schwedischer Grossindustrieller, Herr Nobel, dessen Frau und Tochter von Brandt geheilt waren, und der in Folge dessen sich sehr für Brandt interessirte, welcher Dr. Profanter in Wien aufmunterte, nach Stockholm zu gehen und aus eigener Anschauung Brandt's Methode kennen zu lernen. Profanter seinerseits brachte es zu Stande, dass Brandt noch in demselben Jahre nach Deutschland kam, um an der Klinik des Herrn Geheimrathes Prof. Dr. Schultze, der sich in liebenswürdigster Weise bereit erklärt hatte, die Methode zu prüfen, persönlich sein Verfahren zu demonstriren. Hier lernte ich Brandt kennen und ging mit ihm nach Stockholm, um seine Therapie gründlich kennen zu lernen und mich darin einzuarbeiten.

In kurzer Aufeinanderfolge erschienen dann die Publicationen von Profanter, von mir, Schauta, Seiffart und in neuester Zeit von v. Preuschen, welcher ebenfalls bei Brandt war und dessen Methode mit grossem Erfolge angewandt hatte.

Durch diese Publicationen ist das Interesse für Brandt und seine Methode allenthalben wach geworden, und es erschien mir von Nutzen, das von Brandt verfasste Buch „Gymnastiken" nach einigen nothwendigen Umänderungen ins Deutsche zu übersetzen, um so mehr, als in keiner der bis jetzt erschienenen Schriften eine genauere Beschreibung dessen, wie Brandt zu Werke geht, enthalten ist. Man darf an dieses Buch keinen allzustrengen Massstab legen, es sind Aufzeichnungen, die Brandt im Laufe der Jahre gemacht und die nur für seine Schüler bestimmt waren; erst später wurden dieselben von Brandt geordnet und in letzter Zeit von Herrn Dr. Lindblom in Upsala einer Revision unterzogen.

Wenn ich das Ganze bedeutend gekürzt und namentlich alle Krankengeschichten weggelassen habe, so glaube ich, dass es zum Besten des kleinen Buches geschehen ist, und hoffe, zum Verständniss und zur weiteren Verbreitung der Brandt'schen Methode beigetragen zu haben.

Herrn G. H. Peters in Upsala spreche ich für den mir bei der Uebersetzung gewährten Rath und Unterstützung meinen herzlichsten Dank aus.

Greifswald, im April 1888.

Der Uebersetzer.

Inhalt.

	Seite
Veranlassung und Entwicklung der Brandt'schen Methode	1
I. Einleitung	6
1. Unsere Diagnose	—
2. Bedingungen normaler Lebensthätigkeit der Gebärmutter	—
3. Anwendung unserer Methode	8
4. Dauerhaftigkeit des Erfolges	9
5. Anordnung der Bewegungen	—
6. Ueber die Assistenz während der Behandlung	—
II. Untersuchung	11
1. Bimanuelle Untersuchung der Beckenorgane	—
2. Vorzug, mit geöffneter Hand zu untersuchen	12
III. Reposition des dislocirten Uterus	13
1. Allgemeine Anweisung	—
2. Recto-vaginal-Redressirung	—
3. Ventro-vaginal-Redressirung	—
a) Umwerfung	15
b) Klemmung	—
c) Einhakung	—
d) Redressionsdruck	—
4. Ventro-recto-vaginal-Redressirung	16
5. Ausdehnungen von Adhäsionen	17
6. Allgemeine Bemerkungen	18
IV. Reposition dislocirter Ovarien	22
V. Abweichungen der Lage und Form der Gebärmutter und Behandlung derselben	24
1. Eine Ursache der Retroflexion	—
2. Behandlung bei unrichtigen Lagen	—
a) Kreuzbeinklopfung	—

	Seite
b) Gebärmutterhebung	25
c) Beobachtungen bei Hebebewegungen	—
d) Versuch, die Wirkung der Hebebewegungen zu erklären	27
e) Stärkung des Beckenbodens	—
f) Behandlung des Prolapses	29
3. Flexion der Gebärmutter	34
VI. Die Massage	36
1. Allgemeines	—
2. Gebärmuttermassage	38
3. Exsudate	40
4. Acute Entzündungen	42
VII. Ueber Polypen und Fibroide	43
VIII. Die Menstruation und ihre Anomalien	44
1. Amenorrhöe	—
2. Menorrhagien	45
3. Dysmenorrhöe	48
IX. Von der Vagina und deren Affectionen	50
1. Prolapsus vaginae	—
2. Cystocele	52
3. Rectocele	—
X. Schwangerschaft und Entbindung	—
1. Behandlung der Patientinnen während der Schwangerschaft	53
2. Einfluss der Heilgymnastik auf die Milchabsonderung	54
XI. Krankheiten der Urinorgane	55
1. Blasenkatarrh	56
2. Strangurie	—
3. Enuresis nocturna	57
4. Wandernieren	58
XII. Einige Krankheiten des Intestinaltractus	60
1. Prolapsus ani	—
2. Bruchbehandlung	61
3. Bruchreposition	62
XIII. Gestörte Nerventhätigkeit	63
XIV. Unsere hauptsächlichen heilgymnastischen Bewegungen	65

Veranlassung und Entwicklung der manuellen Behandlung der Krankheiten der weiblichen Beckenorgane.

Gewiss haben nicht nur Aerzte, sondern auch manche Andere die Frage aufgeworfen: Aus welchem Grunde und mit welcher Berechtigung hat Brandt sich der gymnastischen Behandlung weiblicher Beckenleiden gewidmet, und ist dies nicht ein kühner Tadel der anderweitigen ärztlichen Behandlung? Hierauf könnte ich sehr ruhig antworten: Ist die gymnastische Behandlung anerkannt als besonders nützlich und wirksam bei einer Menge von Krankheiten verschiedener Organtheile, so dürfte es leicht begreiflich sein, dass, da der menschliche Körper ein zusammenhängendes Ganze ist, dessen einzelne Theile auf einander einwirken und Eindrücke von einander empfangen, auch dieselben Gesetze bei der Behandlung der Beckenaffectionen Geltung haben müssen.

Jedoch will ich in Folgendem zu zeigen versuchen, wie ich ohne jegliche eigene Vorausbestimmung vorwärts geführt worden bin.

Nachdem ich beim Königlichen gymnastischen Centralinstitut in Stockholm vom Herbste 1842 an nach Möglichkeit den hauptsächlich von den Professoren Branting und Georgi ertheilten Unterricht in allen Zweigen der Gymnastik zweckdienlichst für mich auszunützen suchte, und daselbst im Jahre 1843 bis 1844 als Extralehrer wirkte, erhielt ich als Gymnast Anstellung in Norrköping, wo ich zu heilgymnastischer Behandlung sogleich fünfzig, grösstentheils weibliche Patienten bekam, deren Anzahl mit jedem Semester zunahm. Während der fünf Jahre, die ich hierselbst thätig war, hatte ich Gelegenheit, in der Kaltwasserheilanstalt des für Gymnastik eingenommenen menschenfreundlichen Dr. Lagberg in Söderköping als Gymnast thätig zu sein und auf diese Weise eine Menge Frauenkrankheiten kennen zu lernen.

Da kam im Jahre 1847 ein Patient zu mir, welcher Hilfe gegen Prolapsus ani verlangte. Da ärztlicher Beistand nicht sofort zu erlangen war, und ich nicht wusste, wie ein solcher Fall von einem Arzte behandelt wurde, brachte ich den Patienten in krumm halbliegende Stellung (Steinschnittlage), schob die rechte Hand im linken Hypogastrium des Patienten tief ins Becken hinab, zog unter gleichzeitiger feiner Erschütterung nach einwärts und aufwärts in der Absicht, unterhalb der Biegung des S romanum einen Griff zu gewinnen und den Mastdarm mechanisch nach oben zu ziehen, wodurch auch eine belebende Reizung der Nerven des Darms entstehen sollte, und es gelang. Der Darm wurde nicht nur reponirt, sondern der Patient blieb dauernd geheilt. Allerdings hatte er den Vorfall aus zufälliger Ursache erst kurz vorher an demselben Tage bekommen.

1859 bekam ich von Dr. Liedbeck eines seiner Werke, worin die Notiz enthalten war, dass in Dalekarlien der Gebärmuttervorfall ungewöhnlich häufig vorkomme, und wie ein Blitz fuhr mir's durch den Kopf: „Vielleicht kann dies Hervortreten der Gebärmutter eben so leicht geheilt werden, wie das des Mastdarmes. Ich studirte genau die Anatomie der weiblichen Beckenorgane in dem Bock'schen Lehrbuche, und es wurde mir klar, dass es möglich sein müsse, in der oben angedeuteten Stellung der Patientin mit einer ähnlichen Bewegung beider Hände die Gebärmutter zu fassen — vorausgesetzt, dass dieselbe vorher reponirt war — und durch Ziehen nach ein- und aufwärts die fixirenden Theile so zu stärken, dass die Gebärmutter innerhalb des Beckens blieb.

Ueber diese Idee und ihre Verwirklichung habe ich $1\frac{1}{2}$ Jahr lang nachgedacht, ehe ich Gelegenheit fand, sie auszuführen.

1861 am 10. August kam eine siebenundvierzigjährige Patientin zu mir, die seit 27 Jahren an Gebärmuttervorfall litt und in den letzten drei Jahren denselben durch eine selbst erfundene höchst primitive Bandage zurückzuhalten versuchte. Da aber die Schmerzen in der letzten Zeit die Frau arbeitsunfähig machten, so trieb die Noth das sonst so blöde Weib, meine Hilfe in Anspruch zu nehmen und nach im Ganzen vierzehntägiger Behandlung war Patientin geheilt.

Als ich darauf mit Prof. Hartelius zusammentraf und diese Behandlung erwähnte, forderte er mich auf, vor der Behandlung im Interesse der Wissenschaft jede Patientin möglichst genau zu untersuchen, um vollständig die Beschaffenheit des Uebels zu erfahren und was durch Gymnastik erreicht werden könnte. Er versicherte mir zu gleicher Zeit, dass noch kein Gymnast dies versucht habe, und anderweitige Informationen, die ich einzog, ergaben dasselbe.

Einige Tage später begann die Behandlung zweier anderer Patientinnen, von denen eine an Prolapsus uteri, die andere an Prolaps des Uterus mit Vorfall der vorderen Scheidenwand litt. Beide wurden nach vierzehntägiger Behandlung geheilt.

Natürlich verbreitete sich das Gerücht von diesen Curen in der ganzen Umgegend; in Folge dessen suchten bald eine Menge Patientinnen Heilung ähnlicher Uebel.

Es lag auf der Hand, dass ein Descensus uteri noch leichter vermöge derselben Mittel musste gehoben werden können, die vorher bei wirklichen Prolapsen wirksam gewesen waren, besonders, wenn man dieselben je nach dem betreffenden Falle moderirte.

Dass entzündliche Anschwellungen vermöge Klemm- und Druckbewegungen resorbirt werden können, war längst bekannt. Es bedurfte deshalb weiter nichts, als diese Methode mit den Hebebewegungen zu combiniren.

Im Frühjahr 1862 behandelte ich eine Frau aus Stora Koberg, welche acht schwere Entbindungen durchgemacht hatte, und seit der letzten Geburt an unfreiwilligem Urinabgang litt. Da eine Blasenscheidenfistel nicht vorhanden war, musste ich eine Schwäche des Blasenschliessmuskels annehmen, wandte „stützgegenstehend — Kreuzbeinklopfung nebst krummhalbliegend — Unter-Schambeindrückung" an, und zwar mit solchem Erfolg, dass Patientin schon am folgenden Tage behauptete, gesund zu sein, und sich nur mit grosser Schwierigkeit bereden liess, die Cur noch einige Tage lang fortzusetzen. Unter der Zahl der Patientinnen, die sich immer vergrösserte, fanden sich auch solche, die an Fluor albus litten. Es schien mir gewiss, dass dieser Fluor, soweit keine krankhaften Ansteckungen in Frage kommen, als Folge einer Hyperämie der Uterusschleimhaut aufzufassen sei. Ich suchte deshalb direct und indirect das Blut von dem Inneren des Uterus und des Beckens abzuleiten, beziehentlich durch Klemm- und Druckbewegungen die Resorption zu befördern. Auch diese Patientinnen wurden schnell geheilt im Verhältniss zu denen, welche nach den bisherigen Methoden behandelt wurden. Durch Erfahrung lernte ich jedoch, dass die Hebebewegungen in manchen Fällen von den Lageveränderungen unzureichend waren, den Uterus in normale Lage nach vorn zurückzuführen, und fand dann, dass derselbe durch Adhäsionen mit dem Becken verlöthet sein konnte oder dass starke Spannung der Bauchdecken hinderlich war.

Es ergab sich hieraus die Nothwendigkeit, durch Ausdehnung diese Fixationen nach und nach zu lösen, und es gelang dies auch, doch zeigte es sich später, dass man ausserordentlich vorsichtig sein muss, wenn man nicht schwere, sogar lebensgefährliche Erkrankungen der Gebärmutter, der Ovarien, des Peritoneums erleben will.

Was die Retroversionen anbetrifft, so sah ich bald ein, dass man nicht immer mit derselben Methode des Reponirens zum Ziele komme und kam auf verschiedene Arten der Reposition, welche weiter unten näher beschrieben werden sollen. Gelegentlich der Behandlung der Retroversionen lernte ich (1865) auch, dass es nothwendig sei, von der Vagina aus bei den Hebebewegungen die Bewegung des Uterus durch einen Finger der linken Hand zu leiten. Auch fand ich, dass man auf diese Weise die Ausführung der Hebebewegungen genau beurtheilen und berichtigen kann, und halte es seit dieser Zeit für meine Pflicht und im Interesse der Methode, die Hebebewegungen nur mit Assistenz zu geben. Im Jahre 1866 behandelte ich zuerst eine Frau mit einer Eierstocksentzündung und habe seitdem sehr viele derartige Fälle behandelt. Auch lernte ich chronische Gebärmutterentzündungen behandeln, und fand, dass man durch meine Methode sehr günstig auf Uterusblutungen etc. einwirken kann.

Ich habe also nicht, wie man behaupten wollte, diese Idee von Dr. Metzger entlehnt, sondern bin ganz einfach durch verschiedene Zufälligkeiten und durch fleissiges Studium vorwärts gekommen.

Das ist das Hauptsächlichste von der Entstehung und Entwicklung dieser Behandlung. Ob dieselbe, gehörig unterstützt von gewöhnlicher Heilgymnastik, verglichen mit den anderweitigen ärztlichen Behandlungsarten, bei den in Frage kommenden Krankheiten den letzteren vorzuziehen ist, wird die Erfahrung am sichersten entscheiden. Aber der Werth einer Sache kann nur dann richtig beurtheilt werden, wenn diese auch möglichst vollkommen ausgeführt wird.

Diese seit 1861 gesammelten Aufzeichnungen übergebe ich hiermit in Sonderheit meinen Schülern und allen Denen, welche zu wissen wünschen, was vieljährige Erfahrung mich gelehrt hat. Den Gedanken, unfehlbar zu sein, habe ich nie gehegt; möge das Gesagte Gegenstand gründlicher Prüfung werden. Was wahr ist, wird bestehen, und mögen sich Andere finden, welche da fortfahren, wo ich schloss.

Im Uebrigen übergebe ich beim Aussenden dieser kleinen Schrift, die eine so vollständige Anleitung dieser Krankenbehandlung gibt, wie es mir möglich war herzustellen, die ganze Sache Dem, der mich geführt und Alles geleitet hat.

Stockholm, im Mai 1884.

Der Verfasser.

I. Einleitung.

Die Vorbedingung einer richtigen und vernunftgemässen Behandlung ist: durch genaue Untersuchung von den örtlichen und allgemeinen Krankheitszuständen eine richtige Auffassung zu gewinnen, d. h. eine richtige Diagnose zu stellen. Da aber hierzu ein viel grösseres Mass des Wissens erforderlich ist, als wir Gymnasten besitzen oder erwerben können, so müssen wir unser Beurtheilungs- und Beobachtungsvermögen möglichst anstrengen, um den richtigen Weg zu finden.

Wir suchen daher durch Fragen und objective Untersuchung zu erforschen, wie der Allgemeinzustand des Patienten ist, wie es mit den einzelnen Organen, wie es mit der Gefäss- und Nerventhätigkeit steht und nehmen zuletzt den localen Befund auf. Ergeben irgendwelche Angaben der Patientin den Verdacht auf ein Unterleibsleiden, so muss eine genaue ärztliche Untersuchung stattfinden, ehe ein Behandlungsplan aufgestellt werden kann.*)

Bei der Aufstellung eines gymnastischen Receptes hält man sich an ein gewisses Schema. Wir wissen, dass gewisse Bewegungen auf bestimmte Organtheile wirken, ferner, dass wir das Blut bestimmten Körpertheilen zuführen oder von ihnen ableiten können. Das Verhältniss der einzelnen Bewegungen

---

*) Ein für allemal benütze ich diese Gelegenheit, um zu sagen, dass der in unserer speciellen Methode nicht völlig bewanderte Heilgymnast, mag er auch sonst noch so tüchtig sein, vollständig ausser Stande ist, auf eigene Faust weibliche Unterleibsleiden zu behandeln.

zu einander muss ein harmonisches sein, d. h. nach keiner Seite hin zu gross.

Die Reihenfolge der einzelnen Bewegungen richtet man so ein, dass man in der Regel mit einer Respirationsbewegung beginnt, dann folgen Extremitätenbewegungen, solche für den Rumpf, weiter für den Kopf und Hals, dann wieder für die Extremitäten und zuletzt eine Brustbewegung. Dass aber Umstände Abänderungen in dieser Reihenfolge veranlassen können und müssen, ist natürlich. Die örtliche Behandlung bei Unterleibskrankheiten findet gewöhnlich gleich nach der Bewegung für die unteren Partien des Rumpfes, also vor den Bewegungen für den Kopf und die unteren Extremitäten statt.

Man hat geglaubt, dass die ganze Behandlung ebenso leicht auszuführen wie zu verstehen sei, aber alle Erfahrung beweist das Gegentheil. Wie langsam geht es nicht zu lernen, eine Untersuchung schnell und gut auszuführen. Kann man dies, so dauert es noch lange Zeit, ehe man einige Sicherheit und Geschicklichkeit in der Ausführung der Massage erlangt hat. Es ist daher verwerflich, wenn einige Aerzte von der Ansicht ausgehen, es genüge, weibliche Kräfte, z. B. Krankenwärterinnen, zur Aushilfe bei den speciellen Bewegungen einzuüben, ohne dass dieselben eines Studiums anatomischen und physiologischen Wissens bedürfen, und zwar schon aus dem Grunde, weil dieselben unwissentlich zum Nachtheil der ganzen Behandlung den Intentionen des Arztes geradezu entgegen arbeiten können. Es ist z. B. sehr leicht möglich, bei anderen, den Patienten nothwendigen Bewegungen, wie bei Quermagenstreichung, Magenknetung etc. die vorher in richtige Stellung gebrachte Gebärmutter wieder umzuwerfen. Demnach können die Assistenten nie zu aufgeklärt und interessirt werden, wenn man das Beste erreichen will.

Es wäre zu bedenken, ob es nicht am besten wäre, wenn die hier verhandelten Krankheiten von Frauen behandelt werden könnten. Und dass eine kräftige und geschickte Frau eine geringere Anzahl von Kranken behandeln kann, ist erfahrungsgemäss erwiesen. Die kürzeren Finger und geringeren Kräfte der Frauen machen es ihnen aber oft unmöglich, zu erfüllen, was man verlangen muss. Es ist also das Richtige, möglichst viele männliche theoretisch und praktisch gebildete Specialgymnasten entweder oder noch besser Aerzte auszubilden, welche sich ausschliesslich mit diesem Gegenstande befassen.

Eine Discussion in der norwegischen medicinischen Gesellschaft über diese Krankenbehandlung schien die Bereitwilligkeit der Aerzte zu zeigen, solche Theile der Behandlung, welche vom Arzt persönlich ausgeführt werden können, anzunehmen, dagegen aber die Methode, so wie sie nun ist, d. h. locale Behandlung, unterstützt durch dem sonstigen Zustande der Patientin angepasste gymnastische Bewegungen, zu verwerfen.

Ich halte mich für völlig competent, hierüber mich zu äussern. Durch lange Erfahrung ist es mir klar geworden, dass Frauen, welche an Genitalaffectionen leiden, fast immer noch eine Menge anderer Beschwerden haben, wie Obstipation, chronische Diarrhöe, gestörte Gefässthätigkeit, Blutandrang nach dem Kopfe oder dem Herzen etc., und in allen diesen Fällen ist die locale Behandlung allein nicht zureichend, sie muss vielmehr durch geeignete Behandlung des ganzen Organismus unterstützt werden. Ich wenigstens möchte nicht mit gutem Gewissen diese unterstützenden Mittel für unsere Patientinnen entbehren, und bezweifle, dass dieselben durch Medicamente ersetzt werden können.

Hebebewegungen des Uterus sind immer mit Assistenz auszuführen; zur Massagebehandlung, zur Ausdehnung und Lockerung von Fixationen etc. ist nur eine Person nothwendig, und zwar ist hierzu der Arzt am geeignetsten. So lange aber die Aerzte diese Behandlung nicht annehmen wollen, muss dies auch von Anderen ausgeführt werden.

Was die Dauer der Behandlung anbetrifft, so ist es wünschenswerth, die Cur nicht dann abzubrechen, wenn die Schmerzen der Patientinnen gehoben sind, sondern fortzufahren, bis man sich vergewissert hat, dass die Besserung auch von Bestand sein werde. Es kommt bei Lageveränderungen des Uterus oft vor, dass nach einer mehrwöchentlichen Behandlung die Schmerzen geschwunden sind, während die Lage des Uterus noch immer eine abnorme ist, aber es wäre ein Fehler, dann schon mit der Behandlung auszusetzen. Unser Bestreben muss deshalb sein, die Gebärmutter in normale Lage zu bringen und darin zu erhalten. Das gelingt nicht immer, aber sehr oft. Jedenfalls aber viel häufiger, als bei der Behandlung mit Pessarien, durch welche die Gebärmutter in normaler Lage erhalten werden soll. Oder glaubt Jemand, dass ein gelähmter Arm geheilt wird, wenn er durch eine Mitella gestützt wird? Verschwinden Exsudate und Entzündungen in den Parametrien, alte peritonische Adhäsionen etc. durch das Einlegen dieser Instrumente? Kann nicht im Gegentheile eine acute Metritis, eine acute Oophoritis etc. durch das Tragen derselben hervorgerufen werden? Da man dennoch nicht leugnen kann, dass eine Anzahl Patientinnen, welche mit Pessarien von Aerzten behandelt wurden, gesund geworden sind, so glaube ich dies darauf zurückführen zu müssen, dass diese Instrumente einen Reiz auf die Gefässe und Nerven im kleinen Becken ausüben und so zur Heilung führen. Diese unsere Ansicht hat auch anderwärts kräftige Vertheidiger gefunden, was aber nicht den fortgesetzten Gebrauch der Pessarien verhindert. Die Stellung des Arztes und der Patientin während der Behandlung ist am besten so, dass Patientin auf einer Chaiselongue liegt, während der Arzt zur Linken der Patientin sitzt. Der Zeigefinger der schwächeren linken Hand wird in die Vagina eingeführt, während man den linken Ellbogen auf den Oberschenkel stützt, um nicht so rasch zu ermüden; die Knet- und Massagebewegungen werden von der rechten Hand ausgeführt. Der Arzt bedarf seines stärksten Armes und seiner kräftigsten Hand bei dieser Arbeit, die besonders bei sehr elastischen Bauchdecken der Patientin ausserordentlich anstrengend ist und ohne Schaden nicht lange fortgesetzt werden kann. Es ist deshalb ein Glück, dass man gezwungen ist, sich nach der Behandlung einer Patientin immer sorgfältig die Hände zu reinigen. Während dieser Zeit hat man Gelegenheit, sich zu rühren und zu erholen, um neue Kräfte zu sammeln. Was ich hier sage, ist durchaus nicht übertrieben, denn ich habe gesehen, dass kräftige Männer, welche gewohnt sind Gymnastik und Massage zu geben, bald Schmerzen in den Armen bei Redressirungen und Unterleibsmassage bekommen, so dass es ihnen unmöglich ist, längere Zeit hintereinander zu arbeiten. Ich selbst bekam im Sommer 1875 durch Ueberanstrengung Schmerzen im rechten Arm und behielt dieselben trotz aller Schonung und aller möglichen Heilversuche ein ganzes Jahr lang. Seitdem ich aber gelernt habe, kurze Ruhepausen zu machen, habe ich ohne Unbehagen meine oft recht anstrengende Thätigkeit fortsetzen können. Noch besser ist es, wenn man gelernt hat, beide Hände gleich geschickt zu gebrauchen, und ab und zu den Platz wechseln kann.

Bei den hohen Anforderungen, welche die Ausübung unserer Methode an die Geschicklichkeit und Kraft des Arztes stellt, liegt es von vorneherein auf der Hand, dass solche, welche kleine und kurze Finger haben, ungeeignet erscheinen müssen, die Localbehandlung auszuführen, so wünschenswerth es andererseits bei der grossen Häufigkeit der in Frage kommenden Krankheiten erscheinen muss, dass möglichst viele diese Behandlung verstehen. Die Erfahrung hat uns gelehrt, dass es vortheilhaft und nothwendig ist, bei jeder Massage centralwärts von der kranken Stelle zu beginnen und die Fortschaffung stagnirender Säfte zu befördern und wir müssen daher verlangen, dass Derjenige, welcher unsere Methode ausführt, vor allen Dingen so lange und kräftige Finger hat, um nicht nur bei der Untersuchung, sondern auch bei fortgesetzter Arbeit mit Sicherheit unter das zu massirende Organ etc. zu kommen. Noch mehr wird von der Länge und Kraft des untersuchenden Fingers bei Ausdehnung und Loslösung von Adhäsionen verlangt. Es mag sein, dass es selbst mit kurzen Fingern möglich ist, sich hoch genug hinauf zu zwängen, aber es ist undenkbar, mit denselben lange auszuhalten und längere Zeit hintereinander zu arbeiten. Dass wiederum die innere Stütze nicht zu entbehren ist, habe ich schon gesagt. Versucht man ohne dieselbe zu massiren, so dehnt man die Bauchdecken aus, zerrt und quetscht zunächst die in Frage kommenden Organe und leitet das Blut nach diesen Stellen, erreicht also das Gegentheil von dem beabsichtigten Zweck.

II. Untersuchung.

A. Zuerst wird Patientin in stehender Stellung untersucht, und zwar aus verschiedenen Gründen. Die Beckentheile sind bei dieser Stellung tief heruntergedrückt und ungleich besser zu erreichen, als wenn sich Patientin in liegender Stellung befindet, wobei noch zu erwähnen ist, dass der Uterus, wenn Patientin steht, zuweilen normal anteflectirt ist, während er bei liegender Stellung nach rückwärts gelagert ist. Dieses Verhältniss erfährt man nicht, wenn man die Patientin nur in liegender Stellung untersucht.

Nachdem man sich gesetzt und den nicht untersuchenden Arm um die Patientin gelegt hat, wobei die Hand auf die Kreuzbeingegend zu liegen kommt, wird der eingeölte Zeigefinger der anderen Hand in die Vagina eingeführt und längs der hinteren Wand derselben nach oben geschoben, während der Daumen stark extendirt nach vorn, die drei übrigen Finger nach hinten gerichtet sind. Nachdem man sich über die Lage und Beweglichkeit des Uterus informirt und die Portio vaginalis untersucht hat, ist es von Vortheil, auch noch per rectum zu untersuchen (Zeigefinger im Rectum, Daumen in der Vagina).

B. Es folgt dann die Untersuchung in liegender Stellung der Patientin. Man untersucht dabei bimanuell auf das sorgfältigste, um genaue Auskunft über die Lage, Form, Grösse, Consistenz und Beweglichkeit des Uterus zu erhalten und vergewissert sich dann über die Parametrien, Ovarien etc. Die Möglichkeit einer Schwangerschaft darf nie übersehen werden. Bei sehr jungen Patientinnen, wo man eine Untersuchung per vaginam vermeiden will, kann man in den meisten Fällen die nöthigen Aufschlüsse durch die Untersuchung per rectum erhalten.

Speculum und Sonde habe ich nur dann angewendet, wenn ich es für unbedingt nothwendig hielt. Ich räume die Möglichkeit ein, dass eine Untersuchung mit der Sonde bei Vergrösserungen der Gebärmutter, bei Myomen, Endometritis etc. wünschenswerth erscheint und ich habe sie in diesen Fällen immer angewendet. Eine weiche biegsame Silbersonde, welche in Rückenlage der Patientin längs des vorher eingeführten linken Zeigefingers geführt wird, habe ich am besten gefunden.

Die halbkrummliegende Stellung (Steinschnittlage) gewährt so grossen Vortheil bei der Untersuchung des Unterleibes, dass besonders darauf hingewiesen werden muss.

Ich untersuche immer so, dass ich zur linken Seite der Patientin sitze und den linken Zeigefinger unter der gebeugten linken unteren Extremität der Patientin in die Vagina einführe. Diese Stellung ist zur Untersuchung wie zur Behandlung die bequemste, und auch für die Patientinnen sehr angenehm, da hierbei irgend welche Entblössung nicht stattfindet.

Da ich keinen Unterricht in der gynäkologischen Untersuchung erhalten habe, so ging ich bei der Untersuchung sehr natürlich zu Wege und hielt während derselben nicht die Hand geschlossen, sondern hielt die Finger gestreckt. Diese Untersuchungsweise habe ich beibehalten und halte dieselbe der allgemein üblichen für überlegen. Ganz abgesehen davon, dass man der Patientin, wenn man die Knöchel fest gegen den Damm drückt, unnöthige Schmerzen bereitet, habe ich gefunden, dass ich auf diese Weise bei weitem nicht so hoch mit dem untersuchenden Finger ins Becken hinaufreichte, als wenn ich die „offene" Hand, d. h. Daumen nach vorn, dritten bis fünften Finger gestreckt auf den Damm gelegt, benützte. In den Lehrbüchern fand ich ferner empfohlen, mit zwei Fingern zu untersuchen, habe mich aber überzeugt, dass man wohl dabei die Vagina bedeutend erweitert, aber nicht höher hinaufreicht. Ausserdem kann man mit einem Finger sich viel freier bewegen und jeden Punkt im Becken erreichen, ohne die Patientin sonderlich zu belästigen.

Ich fordere deshalb Jeden auf, der gynäkologisch untersucht, diese beiden Methoden vergleichend zu prüfen und darnach die Sache zu beurtheilen.

Ein gewisses Unbehagen, welches die Frauen sehr oft nach der ärztlichen Untersuchung empfinden, und welches oft stundenlang anhält, kann sehr oft sogleich dadurch gehoben werden, dass man einige bestimmte Nervus pudendus-Drückungen ausführt. Man drückt dabei einige Male beiderseits von der Analöffnung gegen die Innenseite des Tuber ischii und drückt so den Nerv gegen den Knochen.

Ueber die Wirkung der Nervendrückungen überhaupt kann ich mich hier nicht näher einlassen, sondern möchte nur erwähnen, dass dieser Druck eine etwaige durch die Untersuchung oder Localbehandlung hervorgebrachte Reizung aufhebt und einen rasch verschwindenden, nach dem Kreuzbein hin ausstrahlenden Schmerz verursacht.

III. Reponiren der Gebärmutter.

A. Uterus frei beweglich.

I. Patientin steht oder liegt auf dem Bauch.
   Recto-vaginal-Redressirung.

II. Patientin liegt in krummhalbliegender Stellung.
   1. Ventro-vaginal-Redressirung:
      a) Umwerfung (Guppning),
      b) Klemmung (Klämning),
      c) Einhakung (Ikrokning),
      d) Redressionsdruck.
   2. Ventro-vaginal-rectal-Redressirung.

B. Uterus mehr oder weniger gegen eine Beckenwand fixirt.

Ausdehnung.

A. Bevor man einen retrovertirten Uterus reponirt, muss man sich zuerst klar machen, auf welche Weise das am vortheilhaftesten geschieht, wozu ausser feinem Gefühl leichte Hand und kleine Bewegungen nothwendig sind.

Der Hauptfehler, welchen Anfänger bei dem Versuch zu reponiren in der Regel machen, ist der, dass sie theils zu grosse Bewegungen machen, theils zu grosse Kraft verwenden.

Wenn wir etwas genau befühlen wollen und sind uns selbst überlassen, so lehrt uns die Natur, nur leicht den fraglichen Gegenstand zu berühren und mit kleinen Bewegungen darüber hinzugleiten. Greift man statt dessen hart an, so wird unsere Aufmerksamkeit auf die hierbei ausgeführte Bewegung gelenkt, natürlicherweise auf Unkosten des Gefühls. Wenn wir daher immer trachten, dass bei der Untersuchung das Nachfühlen Hauptsache ist, und nur soviel unser motorisches Nervensystem anwenden, als erforderlich, um die zu untersuchenden Theile dem Gefühle zugänglich zu machen, werden wir am meisten erreichen. Erst nach dieser genauen Orientirung wird zur Reposition geschritten, d. h. die Bewegung tritt in den Vordergrund. Die Reposition muss leicht und ohne nennenswerthe Schmerzen der Patientin ausgeführt werden.

Ist der Uterus sehr gross oder scharf nach hinten abgeknickt, wird die Reposition in stehender Stellung oder in Bauchlage allein von der untersuchenden Hand ausgeführt. Nachdem man zuerst den Zeigefinger so hoch als möglich ins Rectum hinaufgeführt hat, wird die Gebärmutter durch Druck auf den Fundus nach vorne, dann nach unten gedrückt, während der in die Vagina eingeführte Daumen die Vaginalportion nach hinten oben schiebt. Auf diese Weise wird vorsichtig fortgefahren, bis der Uterus vollkommen in Anteversionsstellung gebracht ist.

Für Anfänger ist diese Art, den Uterus zu reponiren, die leichteste, und gelingt sie nicht vollständig, so ist es dann sehr leicht, wenn man die Patientin sich vorsichtig von der Bauchlage in die gewöhnliche krummhalbliegende Stellung drehen lässt, bimanuell die Reposition zu Ende zu führen.

Umwerfung oder Ueberwiegung (Guppning) wird angewendet, wenn der Uterus klein und steif ist, so dass der Fundus durch Druck auf die Vorderseite der Portio vaginalis gehoben werden und die freie Hand durch die Bauchdecken hinten den Fundus fassen kann.

Klemmung (Klämning) wird angewendet, wenn der Uterus flach gegen das Becken liegt und nicht umgekippt werden kann. Dieselbe wird auf die Weise ausgeführt, dass man die Finger der freien Hand durch die Bauchdecken durch, ganz leicht oberhalb des Fundus ansetzt und in dem Augenblick, wo man den Uterus durch Druck mit dem untersuchenden Finger auf die Vaginalportion aufwärts schiebt, die Finger der freien Hand hinter den Fundus hineinpresst, worauf der Uterus auf gewöhnliche Art, d. h. bimanuell nach vorn unten gegen das Schambein gezogen wird.

Einhakung (Ikrokning) wird bei Retroflexionen angewendet, wenn der Uterus sehr biegsam ist und bei Druck auf die Portio der Flexionswinkel sich noch vergrössert. Die Hauptsache ist, von einer Seite der Gebärmutter die Fingerspitze unter den Fundus hineinzuschieben und diesen aufwärts gegen die Bauchdecken zu heben, worauf die Finger der freien Hand hinter den Fundus fassen und die Reposition vollziehen können.

Redressionsdruck ist dann anzuwenden, wenn die Portio vaginalis nach vorn gerichtet ist und ziemlich fest in dieser Stellung steht. In diesen Fällen sind wir folgendermassen zuwege gegangen:

In krummhalbliegender Stellung der Patientin wird der Zeigefinger der linken Hand in die Vagina eingeführt und unterhalb des Fundus geschoben, worauf wie bei der vorigen Art und Weise der Uterus gegen die Bauchbedeckungen gehoben wird. Dann werden die Fingerspitzen der rechten Hand dicht oberhalb der Symphyse auf die Bauchdecken gesetzt, mit diesen nach dem Isthmus uteri vorgeschoben, und dieser nach hinten gedrückt. Der Druck muss ziemlich genau in der Gegend des inneren Muttermundes geschehen. Während nun der untersuchende Finger nach vorn geführt und an der Vorderseite des Collum ganz neben den Fingern der freien Hand angesetzt wird, wird durch gleichzeitigen Druck der Finger beider Hände der Mutterhals nach hinten oben geschoben und dieser Druck einige Secunden lang fortgesetzt. Von alledem ist der Uterus meist schon etwas nach vorn gebeugt. Nun hält der untersuchende Finger allein den Uterus, ohne von der Stelle gerückt zu werden, währenddessen die freie Hand äusserst leicht längs des Uterus aufwärts geführt wird und, nachdem die Fingerspitzen den Fundus passirt haben, den Uterus sanft nach vorne drückt. Sollte wider alles Vermuthen die Reposition nicht vollständig ausgeführt sein, so wird die freie Hand vorsichtig umgekehrt, so dass die Fingerspitzen nach unten zu kommen und darauf ein leichter Druck nach vorne unten ausgeführt oder durch leichte Zirkelreibungen oberhalb des Fundus die Reposition vollendet. Die Gebärmutter liegt nun längs des untersuchenden Fingers, der demnach die ganze Zeit fast unbeweglich gewesen ist.

Eine unerlässliche Bedingung des Gelingens ist, dass man, bevor der Redressionsdruck sowohl, als jede andere Repositionsmethode angewendet wird, den Uterus möglichst in die Mittellinie des Körpers führt.

Ventro-vaginal-rectal-Redressirung ist in allen den Fällen am Platze, wo der Fundus zu hoch liegt, um mit dem untersuchenden Finger erreicht zu werden. Man beabsichtigt dann, mit der freien Hand den Fundus abwärts auf die Fingerspitze des untersuchenden Fingers zu schieben, was bei schlaffen Bauchdecken der Patientin fast immer gelingt.

Nachdem Patientin die gewöhnliche Stellung und der Arzt seinen Platz an der linken Seite der Patientin eingenommen hat, wird der Zeigefinger der linken Hand ins Rectum so hoch hinauf als möglich eingeführt (man muss zu diesem Zwecke seinen Stuhl weiter nach den Füssen der Patientin zuschieben, sowie ihre Knie etwas von sich drücken), darauf die freie Hand auf den Leib der Patientin gelegt und nun mit den Fingerspitzen ein leichtes Schütteln oder eine Zirkelreibung da, wo der geringste Widerstand ist, auf den Fundus uteri ausgeübt, während man gleichzeitig bestrebt ist, den Fundus leise nach vor- und abwärts zu drücken. Sollte es auf diese Weise nicht gelingen, mit den Fingern der freien Hand unter den Uterus zu kommen, so schiebt man den Daumen der linken Hand in die Vagina ein und drückt die Vaginalportion nach hinten, während der Zeigefinger gleichzeitig das Corpus nach vorwärts drückt, bis es gelingt, mit den Fingern der freien Hand eine Stütze hinter dem Fundus zu bekommen, worauf man es leicht hat, die Reposition zu vervollständigen.

In Folge späterer Erfahrung will ich noch hinzufügen, dass ich in ähnlicher Lage der Gebärmutter immer vorhin erwähntes feines Zirkelreiben mit den Fingerspitzen der freien Hand seitwärts und oberhalb des Fundus anwende, da man auf diese Weise viel leichter die Fingerspitzen hinter den Fundus bekommt und die Reposition fast schmerzlos ausführen kann.

Es dürfte mir erlaubt sein, hier anzuführen, dass es mir gelungen ist, in allen Fällen, wo der Uterus beweglich war, auf irgend eine der angegebenen Arten und Weisen denselben in normale Stellung zurückzuführen.

B. In allen den Fällen, wo die Gebärmutter mit irgend einem ihrer Theile mehr oder weniger an eine Beckenseite fixirt ist, müssen zuerst Ausdehnungen angewendet werden, sowohl in stehender, halbkrummliegender und bauchliegender Stellung der Patientin.

Die Gefahr, welche bei der Behandlung der Unterleibskrankheiten immer zu befürchten ist: dass para- und perimetritische frische Exsudate entstehen, muss hier ganz besonders berücksichtigt werden, da diese gefährlichen Uebel gerade am leichtesten hervorgerufen werden durch den geringsten zu grossen Kraftaufwand bei Ausdehnung der Bänder. Man muss deshalb als Regel stets befolgen: Lieber zu wenig als zu viel auf einmal, da man ja das nächste Mal umsomehr gewinnen kann. Ausdehnungen können in Frage kommen vor, hinter und seitlich vom Uterus, und zwar muss man bei denselben, sobald man sie, was am vortheilhaftesten ist, in stehender Stellung ausführt, mit dem Finger hoch hinauf ins Rectum, um gleichmässig nach unten und vorn ziehen zu können·

Die Fixationen des Uterus sind oft nur scheinbare, d. h. nicht durch wirkliche Verwachsungen, beziehungsweise Adhäsionen bedingt. Bei vielen Gelegenheiten zeigte sich der Uterus, obwohl er bei der ersten Untersuchung so fest lag, dass er sich auch nicht eine Linie vom Becken abbringen liess, schon nach einigen Tagen theils durch Ausdehnungen, theils durch Massage vollkommen frei und beweglich. In diesen Fällen dauert die Behandlung nur verhältnissmässig kurze Zeit, während dann, wo es sich um die Residuen alter Entzündungsprocesse handelt, Monate erforderlich sind. Sollten trotz der grössten Vorsicht dennoch Entzündungen der Gebärmutter oder ihrer Adnexe entstehen, so behandeln wir dieselben mit Massage zweimal täglich und lassen ausserdem Tag und Nacht kalte Umschläge auf den Bauch machen oder noch besser einen Eisbeutel auflegen. Entzündungen mit eigrossen Anschwellungen in den Bändern sind auf diese Art überwunden worden, so dass die Patientinnen nach dreitägigem Bettliegen die frühere Behandlung fortsetzen konnten.

Nun einige specielle Bemerkungen.

Bei allen Repositionsversuchen kann die Gebärmutter zu hoch hinaufgeschoben werden, und, wenn Anfänger diesen

Fehler begehen, so erschweren sie sich hierdurch die Möglichkeit, mit den Fingern der freien Hand oberhalb des Fundus einzugreifen und den Uterus zu reponiren. Die Ursache, warum die Finger der freien Hand beim Begehen des vorgenannten Fehlers nicht hinter den Fundus zu bringen sind, ist, dass der Fundus dabei hoch hinauf gegen das Promontorium oder die Beckenseiten verschoben wird, dessen vorstehende Theile im Verein mit der Spannung der Bauchdecken es veranlassen, dass die Finger der freien Hand bei den Repositionsversuchen immer vorn über den Fundus gleiten.

Leisten die Bänder bei der Reposition zu grossen Widerstand, und will man, um diesen zu überwinden, leichte Massage auf dieselben anwenden, ohne deshalb die Vaginalportion loszulassen, wodurch man das verlieren würde, was man durch vorherige Arbeit zur Reposition gewonnen hat, so lässt man den untersuchenden Finger leise schief über die Vorderseite der Portio vaginalis gleiten, so dass die Fingerspitzen unter das betreffende Band kommen, um beim Massiren in gewöhnlicher Weise eine Stütze zu bieten, doch so, dass man das hintere Ende des Fingers fortfahrend als Stütze an der Vorderseite der Portio vaginalis ruhen lässt.

Alle, die kurze Finger haben, will ich daran erinnern, dass bei Behandlung solcher Fälle, wo ihre Finger bei halbkrummliegender Stellung der Patientin nicht hinreichen, die Behandlung mit Vortheil in stehender Stellung der Patientin ausgeführt wird, da die Gebärmutter dann tiefer steht und man mit dem untersuchenden Finger leichter über dieselbe hinauf reichen kann.

Hundertfältig habe ich bei Redressionsversuchen gefunden, dass bei Druck auf die Portio der Uterus anstatt reponirt zu werden, sich gewissermassen doppelt zusammenlegt, d. h. dass sich der Knickungswinkel verstärkt.

Es handelt sich in diesen Fällen immer um einen langen schlaffen Cervicaltheil, und man muss den untersuchenden Finger hoch oben im vorderen Scheidengewölbe ansetzen und den Haltepunkt gewissermassen hierher verlegen. Diese abnorme Schlaffheit des Uterus verschwindet in der Regel nach Massage und Hebebewegungen rasch. Dass die Retroversion der Gebärmutter ihre Verlängerung und Vergrösserung befördert, ist ja bekannt und als eine Folge der gestörten Gefässthätigkeit anzusehen. Nach der Reposition nimmt der Uterus in der Regel rasch normalere Form an und wird kleiner und weniger empfindlich, ebenso wie ein prolabirter Uterus, nachdem es gelungen ist, denselben in seine gewöhnliche Lage zu bringen.

Um zu vermeiden, dass der Uterus, wenn man mit der rechten Hand von den Bauchdecken aus hinter den Fundus zu kommen sucht, bald nach rechts, bald nach links durch die Finger schlüpft, empfiehlt es sich, den Zeige- und den Kleinfinger an die Seiten des Fundus zu placiren und nur die mittleren Finger nach hinten zu schieben.

Obwohl wir uns beim Beginn unserer Methode 1861 wunderbar schneller Erfolge bei der Behandlung unrichtiger Lagen der Gebärmutter zu erfreuen hatten, so ist es doch später oft mehr oder weniger schwer gewesen, den Uterus in normale Lage zu fixiren. Am schwersten, um nicht zu sagen unmöglich, erschien es, die Gebärmutter da normal fixirt zu bekommen, wo sie vorher in Folge einer grösseren oder geringeren Erschlaffung aller fixirenden Theile eine unrichtige Lage gehabt hatte. In anderen Fällen gelang die Fixirung des Uterus in normaler Lage überraschend leicht, und zwar immer dann, wenn die fixirenden Theile sich alle elastisch und vital anfühlten. Die Erklärung der schnellen Heilung scheint demnach ganz und gar in der Lebensthätigkeit der nicht zusammengezogenen Haltetheile zu liegen. Wir wissen, dass fast ohne Ausnahme, wo am menschlichen Körper einige Theile auf irgend eine Art schwächer geworden, d. h. atrophirt sind, deren Antagonisten, die nun den vorher das Gleichgewicht haltenden Widerstand derselben vermissen, sich zusammenziehen. Kann man dies nicht auch auf die den Uterus fixirenden Theile übertragen?

Aber die hier und bei Erklärung der Heilung von Prolapsen wichtigste Frage ist: Wie lässt es sich erklären, dass man vermöge der angewendeten Bewegungen die Haltetheile vitalisiren kann?

Ich bin der Ansicht, dass, wie man durch Uebungen der Muskeln eine Kräftigung derselben erzielen kann, auch durch die richtige Ausführung der Hebebewegungen, durch die kurze, leichte Massage und Drückungen der Haltetheile des Uterus dieselben zur Contraction gereizt werden. Man übersehe auch nicht die belebende Wirkung, welche Rücken- und Kreuzbeinklopfungen auf die Beckennerven, gewisse gymnastische Bewegungen auf die Muskeln des Beckenbodens ausüben. Während man nun durch mässige Ausdehnungen Contraction der betreffenden Elemente erreicht, kann man durch vorsichtige, aber starke Ausdehnungen eine Relaxation derselben hervorrufen, die selbstverständlich allmälig von selbst wieder ausgeglichen wird. Nehmen wir nun an, dass bei einer Retroversion es sich um eine Erschlaffung der das Corpus uteri nach vorn fixirenden Theile im Verein mit einer Erschlaffung der Lig. recto-uterina handelt, während zugleich eine abnorme Contraction in den den Gebärmutterkörper nach hinten fixirenden Theilen vorhanden ist, so muss unser Ziel darauf gerichtet sein, die ersteren zu beleben und zugleich eine zeitweilige Erschlaffung der letzteren hervorzubringen, in welcher Zeit die anderen das Uebergewicht bekommen und die Gebärmutter in normale Lage fixiren.

Ein kräftigeres Leben in den vorderen Haltetheilen des Uterus zu Stande zu bringen, ist sehr schwer, und ich habe bisher vergeblich mein ganzes Denkvermögen angestrengt, auch Andere vergeblich zu Rathe gezogen, auf welche Weise man dies mit einiger Sicherheit erreichen kann. Wie bekannt, sind in den runden Bändern hauptsächlich Muskelfasern vorhanden, weshalb man die Möglichkeit einer Contraction in denselben zugegeben hat, wogegen man diese Möglichkeit an den anderen Bändern verneint hat. Aber wie ist es dann möglich, einen Uterus wieder in die normale Lage zu bringen der vorher retroponirt, gesenkt oder gar völlig prolabirt war, wenn nicht gerade diese Bänder contrahirt werden konnten, die doch bei diesen beiden stark ausgedehnt und erschlafft waren?

Ueber den Vorzug der manuellen Reposition eines retrovertirten Uterus von der instrumentellen brauche ich wohl nur wenige Worte zu verlieren. Es ist unfassbar, bei einem Autor wie Marion Sims auf einer Stelle vorgeschrieben zu finden, dass man bei der Untersuchung mit der Sonde durchaus keine Gewalt anwenden dürfe, während es an einer anderen Stelle heisst, dass bei der Reposition des retrovertirten Uterus mit der Sonde eine gewisse Gewalt nicht nur angewendet werden könne, sondern sogar muss. Bedenkt man nun die Verletzungen, die dieses steife, harte Instrument an der Schleimhaut des Uterus hervorbringt, so darf man sich nicht wundern über die Schmerzen der Patientin, noch über entstehende Blutungen oder wenn gefährliche Entzündungen das völlig Unwissenschaftliche solcher Versuche beweisen.

IV. Reponiren dislocirter Ovarien.

Nachdem ich die Repositionsmethoden bei Retroversio uteri erörtert habe, möchte ich gleich hier einige Worte über die Behandlung, beziehentlich Reposition dislocirter Ovarien einfügen.

Als ich im Jahre 1877, veranlasst von den Klagen einer Patientin über ähnliche Schmerzen wie bei Entzündung eines Eierstockes, den rechten Eierstock an gewöhnlicher Stelle vergeblich suchte, fand ich denselben endlich in der Gegend der Symphysis sacro-iliaca bedeutend höher und weiter hinten, als normal. Es war unmöglich, denselben durch leichte zirkelförmige Reibung mit der Fingerspitze der freien Hand nach unten und längs der Seite an die richtige Stelle zu führen; dagegen gelang es mir, denselben nach vorn und abwärts über den durch das Rectum eingeführten untersuchenden Finger zu bringen, worauf ich durch vereintes Ziehen und Schieben mit beiden Händen ohne besonderen Widerstand immer leichter und leichter ihn in normale Lage brachte. Am nächsten Tage war das Ovarium wieder dislocirt und musste reponirt werden, bald aber blieb es in normaler Lage liegen. So lange das Ovarium in abnormer Lage war, litt Patientin in Folge des Druckes auf daselbst befindliche Gefässe und Nerven heftige Schmerzen, die sofort verschwanden, als die Reposition in obiger Weise ausgeführt war. Es war also nicht die Entzündung des Ovariums oder seiner Umgebung die Hauptursache der Schmerzen. Ausserdem erleichterte die Reposition des Ovariums sowohl für den Arzt als für die Patientin die Behandlung des Eierstockes mit Massage.

Da sich, sobald nicht auch Senkungen des Uterus vorhanden sind, eine derartige Dislocation nur dadurch erklären lässt, dass eine vorherige Entzündung in dieser Richtung mit nachfolgender Narbencontraction vorhergegangen ist, so liegt auf der Hand, dass eine Beseitigung der alten Entzündungsreste Erfolg haben muss. Wir versuchen also, durch vorsichtige, langsame Ausdehnungen das Ovarium schräg nach vorn unten zu ziehen und massiren leicht das Ovarium und die gedehnten fixirenden Stränge.

Als Curiosität möchte ich hier erwähnen, dass ich verschiedene Male das Ovarium so beweglich fand, dass es gelang, dasselbe schräg nach vorn über den Fundus hinweg nach der anderen Seite zu ziehen, z. B. ein tief in der Kreuzbeinhöhle liegendes rechtes Ovarium nach vorn unter die Symphyse und dann noch weiter nach links, ohne dass letztere dabei Schmerzen fühlte. Natürlich will ich nicht zu solchen Experimenten rathen, die ohne jeglichen Nutzen sind, ausserdem misslingen und vielleicht traurige Folgen haben können.

V. Von unrichtigen Lagen und Form der Gebärmutter und Behandlung dagegen.

Obwohl es nicht in meiner Absicht liegt, über die Aetiologie der Retroversionen zu sprechen, möchte ich doch einen Punkt hier hervorheben, auf welchen bisher wenig Rücksicht genommen worden ist. Die meisten Retroversionen und Flexionen findet man bei Frauen, welche geboren haben und es ist deshalb die Frage berechtigt: Ist die Behandlung im Wochenbette geeignet, derartige Lageveränderungen zu begünstigen? Wenn man den geschwächten Zustand der betreffenden Frauen bedenkt, so lässt es sich wohl denken, dass das neun- bis zwölftägige Stillliegen auf dem Rücken eine Retroversion zur Folge haben kann. Natürlich müssen die Frauen im Wochenbette absolute Ruhe haben, aber ich halte das stricte auf dem Rücken Liegen für falsch, und glaube, dass es viel nützlicher ist, wenn die Frauen nach ihrem Bedürfniss bald auf dem Rücken, bald auf der Seite liegen.

Die Hauptsache bei unrichtigen Lagen mit gleichzeitigen heftigen Schmerzen ist nicht, die Lage sofort richtig zu bekommen, denn die Schmerzen können dessenungeachtet fortfahren, sondern erstens die Schmerzen zu entfernen und zweitens die rechte Lage herzustellen, obwohl in der Praxis bald das Eine, bald das Andere zuerst erreicht wird. Es gibt ja Retroversionen, welche gar keine Symptome machen, so dass sich die betreffenden Frauen völlig gesund fühlen. In anderen Fällen sind bei geringen Lageveränderungen heftige Schmerzen vorhanden, manchmal rein nervöser Natur, die durch passende Behandlung gehoben werden können.

Unsere Behandlung der unrichtigen Lagen des Uterus besteht in folgenden Bewegungen:

Nr. 1 Kreuzbeinklopfung,

Nr. 2 und 3 die sogenannten Hebe- und Lüftbewegungen.

Nr. 1. Die Kreuzbeinklopfungen, eine von allen Gymnasten angewandte Bewegung, wird in der Weise ausgeführt, dass man mit der geballten Hand mehr oder weniger kräftige Schläge auf die Gegend des Kreuzbeines und die Glutäalgegend ausführt. Gibt man dieselben kräftiger und lässt die Patientin eine bequeme, am besten stützgegenstehende Stellung einnehmen, so befördert dies den Blutzulauf zum Becken und kann sogar Blutungen hervorrufen; wenn aber die Patientin eine mehr anstrengende Ausgangsstellung, z. B. sturzfallende eingenommen hat und die Bewegung leichter gegeben wird, so wirkt sie belebend auf die Nerven des kleinen Beckens und resorptionsbefördernd auf sämmtliche Beckenorgane. Deshalb moderiren wir nach den Kräften der Patientin und nach dem beabsichtigten Zweck die Stärke der Bewegung und die Stellung.

Wenn Patientin an starken Blutungen leidet, so dass sie zu schwach zu einer sturzfallenden leichten Kreuzbeinklopfung ist, aber der Arzt es für angemessen hält, durch einen schwachen Reiz stärkend auf die vom Kreuzbein zum Becken gehenden Nerven einzuwirken, haben wir stützgegenneigspaltsitzend-leichtes Kreuzbeinklopfen angewendet. Hierdurch wirkt man direct auf die Nerven, während doch die Ausgangsstellung eine stärkere Blutzufuhr zum Becken verhindert.

Finden sich zugleich seitliche Deviationen des Uterus, so wenden wir die Klopfungen vorzugsweise auf der entgegengesetzten Seite an, z. B. bei Sinistroposition von der Wirbelsäule an nach der rechten Seite zu.

Nr. 2. Patientin legt sich auf ein Sopha oder Plinth, die unteren Extremitäten im Knie- und Hüftgelenk gebeugt, Knie auseinander, Füsse zusammen. Derjenige, welcher die Bewegung ausführt, stellt sich der Patientin gegenüber, das eine Knie an die äussere Seite ihrer Füsse, mit dem anderen auf das Sopha kniend und seine Hüften leicht gegen die Knie der Patientin stützend. Er setzt darauf die einander zugewendeten Hände gegen die beiden Seiten des Unterleibes in der Gegend der Spina ossis ilei ant. sup. an, worauf ein gleichmässiger Druck mit beiden Händen nach innen und aufwärts längs der Darmbeinschaufeln ausgeübt wird, doch so, dass der Uterus nicht nach unten gedrückt oder nach hinten umgeworfen wird, was leicht geschehen kann, wenn die Bewegung schlecht gegeben wird. Unmittelbar auf diese Bewegung folgt Nr. 3.

Nr. 3. Dieselbe Lage und Ausgangsstellung wie bei der vorigen wird für Patientin und Arzt beobachtet, jedoch mit dem Unterschiede, dass die Fingerspitzen beider Hände, die in supinirter Stellung gehalten werden, dicht oberhalb der horizontalen Schambeinäste angesetzt werden. Darauf werden die Fingerspitzen ins kleine Becken herabgedrückt, indem man der hinteren Seite der Symphyse zu folgen sucht, um den Uterus zu fassen und mit einer leichten Zitterbewegung bogenförmig aufwärts in der Richtung nach vorn oben zu führen. Ist die Bewegung richtig ausgeführt, so fühlt der Bewegungsgeber, der den Uterus fest gefasst hat, denselben aus seinen Fingern gleiten, wobei er zu beachten hat, dass der Uterus allmälig losgelassen wird, so dass er nicht mit einem Male zurückschnellt, was nicht nur schädlich, sondern auch schmerzhaft ist.

Um die Gebärmutter richtig fassen zu können, muss man sich mit gestreckten Armen möglichst weit vorn über die Patientin zu beugen. Wenn die Hände, wie sich gehört, flach an den Bauch gelegt werden, so dass die Bauchdecken bei der Bewegung etwas nach unten und dann erst nach oben geschoben werden, so schmerzt die Bewegung weniger, als wenn der Druck ohne diese Vorkehrung gleich nach oben ausgeführt wird, und Patientin hat während der Bewegung deutlich das Gefühl, als ob die schlaffen Beckenorgane nach innen und aufwärts gezogen würden. Wird ein bedeutender Prolaps behandelt, so kann mitunter der Uterus ohne Schmerzen und Nachtheil bis zum Nabel hinaufgeführt werden, oder mit anderen Worten: je nach der Stärke der Erschlaffung der das Organ tragenden Theile lassen sich dieselben auch nach oben ausdehnen. Vorgenannte beiden Bewegungen werden stärker oder schwächer gegeben im Verhältniss zu der Empfindlichkeit der Patientin, jedoch im Anfang der Behandlung immer etwas schwächer (sogar ohne die Gebärmutter zu fassen). Man wiederholt die Lüftbewegungen dreimal in einer Sitzung und richtet dieselben so ein, dass sie immer mindestens eine Stunde nach eingenommener Mahlzeit stattfinden. Die Blase muss immer vor der Behandlung geleert sein.

Während der Bewegungen ist das Gesicht der Patientin aufs Genaueste zu beobachten, um beim geringsten Zeichen von Unbehagen augenblicklich nachzulassen, und da, wo man einen Widerstand fühlt, leicht vorbei zu gleiten, ohne sich dadurch abhalten zu lassen, die Bewegungen zu Ende zu führen. Wenn diese Bewegungen behutsam gegeben werden und Patientin genau nachfühlt, so kann sie dazu behilflich sein, die Nerventhätigkeit dahin zu leiten, wohin wir wünschen, und dieselbe zu erhöhen, wogegen bei schmerzhafter Behandlung die Patientin sich durch Anspannen der Bauchmuskeln zu schützen sucht, so dass man das tiefliegende Organ gar nicht erreichen kann.

Durch langjährige Erfahrung bin ich zu der Einsicht gekommen, dass es nothwendig ist, die Bewegungen Nr. 2 und 3 nur mit Assistenz zu geben (Doppelbehandlung), d. h. der Arzt muss, nachdem er die Gebärmutter reponirt hat, seinen linken Zeigefinger auf die Vorderseite der Portio vag. legen und dieselbe fixiren, während die Lüftbewegung von einem Assistenten ausgeführt ist. Auf diese Art und Weise kann der Arzt die Bewegung und ihren Erfolg vollkommen controliren, und es wird vermieden, dass der Uterus bei der Bewegung entweder gar nicht gefasst oder zu weit nach unten und hinten gedrückt wird. Dies ist so wichtig, dass man aus wissenschaftlichen Gründen und mit gutem Gewissen es nicht verantworten kann, die Hebebewegungen ohne Assistenz zu geben.

Contraindicirt sind die Hebebewegungen dann, wenn

Exsudate oder acute Entzündungen der Eierstöcke vorhanden sind. Dass sie bei einer frischen Perimetritis überhaupt nicht in Frage kommen, brauche ich wohl nicht zu erwähnen.

Findet man bei der Behandlung einer Retroversio den Uterus zum ersten Male antevertirt, so ist viel gewonnen, aber von nun an ist doppelte Vorsicht nothwendig. Es ist leicht begreiflich, dass man die fixirenden Theile noch weiter stärken muss, dabei aber vermeiden muss, die Haltetheile an der Vorderseite, zumal die Lig. rotunda, zu stark auszudehnen.

Ich lasse darum die Hebung des Uterus in der Weise ausführen, dass der Assistent, während ich die Portio fixire, wie bei Nr. 2 die Hände ansetzt, zu beiden Seiten der Gebärmutter heruntergeht, dieselbe fasst und nach vorn und aufwärts zieht.

Man dringt auf diese Weise nicht mit den Händen zwischen Uterus und Schambein herab und die runden Bänder werden nicht zu sehr angestrengt.

Bei der Behandlung der Retroversionen habe ich in der letzten Zeit die Ausführung der Hebebewegungen modificirt. Es war mir schon lange aufgefallen, dass bei der Behandlung eines Prolapsus uteri die bestehende Rückwärtslagerung des Uterus bald in eine normale Lage umgewandelt wurde und dass der Uterus in Anteversionsstellung verblieb. Dagegen war es bei der Behandlung von Retroflexionen, bei denen keine Adhäsionen vorhanden waren, oft äusserst schwer, ja sogar unmöglich, den Uterus in normaler Lage fixirt zu bekommen. Die Ursache hiezu musste ich, in der Hauptsache wenigstens, in einem Fehler der Behandlung suchen. Nach Schultze zieht die Blase bei ihrer Entleerung den Uterus vorn über sich. Dasselbe kann man beobachten bei der Reposition des Uterus, wenn man dieselbe durch den sogenannten Redressionsdruck ausführt, denn man merkt bei dem fünften Moment dieser Bewegung, wie der Uterus deutlich nach vorne wie von einer Feder gezogen wird. Dieses Verhältniss zwischen Uterus und dem Peritonealüberzug der Blase wurde bei den Hebebewegungen übersehen und deswegen bekamen die Lüftungen gegen Rückwärtslagen eine unrichtige Form. Ich lasse dieselben jetzt so ausführen: Der Bewegungsgeber drückt zuerst mit seinen Händen zwischen Uterus und Schambein so tief als die Elasticität das zulässt und führt darauf seine Finger nach hinten und dann nach oben entlang der Vorderfläche des Kreuzbeins, bis der daneben sitzende Arzt merkt, dass die Haltetheile um den Isthmus uteri herum ungefähr in dieselbe Spannung versetzt sind, wie bei Moment 4 des Redressionsdruckes. Der Arzt sagt dann „Still!" und nach ein paar Secunden „Vorwärts!", worauf der Bewegungsgeber schnell aber leicht die Gebärmutter loslässt, indem er seine Hände nach vorne führt. Wenn nun der Arzt mit seiner Fingerspitze hoch oben an der Vaginalportion bleibt, so wird er merken, dass das Corpus uteri nach vorne auf den untersuchenden Finger über fällt. Nach meiner Ansicht ist die Ursache hiezu in der Spannung zu suchen, in welche der Peritonealüberzug der Blase, die runden Bänder und die vorderen Fascikel der Ligamenta lata versetzt wurden.

Bei der ursprünglichen Form der Hebebewegungen wurde der Gebärmutterkörper in den meisten Fällen, besonders wenn er sehr lang war, nach hinten über gedrückt auf „Halbspannung" und es trat deshalb die beabsichtigte Wirkung nicht ein.

Bei Prolapsen dagegen sind alle Haltetheile des Uterus erschlafft und in der Regel auch verlängert; die Hebungen müssen da weiter nach oben gemacht werden, damit jene durch die Spannung zur Contraction gereizt werden. Die Gebärmutter kann da, wenigstens im Anfange, über das Kreuzbein hinauf in einem Bogen nach oben und vorne gehoben werden, ohne dass der Körper nach hinten über gestülpt wird und muss so ausgeführt werden, so lange dies ohne Schaden möglich ist.

Seitdem ich angefangen habe, diese neue Methode zu lüften anzuwenden, hat es sich herausgestellt, dass Rückwärtslagen mit gleicher Sicherheit geheilt werden können, als Prolapse. Vorausgesetzt ist natürlich, dass der Uterus reponibel ist, so dass sich kein directes Hinderniss für seine Fixirung in Normallage, noch eine totale Erschlaffung vorfindet.

Nach den Hebungen muss, nachdem die Patientin aufgestanden ist (sowie auch immer nach Redressirung in stehender Stellung) der Daumen in die Vagina eingeführt und auf die Vorderseite der Cervix gesetzt werden, worauf die Vaginalportion nach hinten gedrückt und einige Augenblicke in dieser Stellung festgehalten wird.

Zuletzt geben wir eine neigfallende — leichte — Kreuzklopfung.

Die Hebebewegungen, wenn eine seitliche Abweichung des Uterus vorhanden ist, führt man in der Weise aus, dass man zuerst die Hand auf der Seite des Beckens, gegen welche der Uterus gerichtet ist, unterhalb desselben einzuführen sucht, worauf man die andere Hand auf gewöhnliche Art an der entgegengesetzten Seite ansetzt. Beim Heben sucht man mit der erstgenannten Hand die Gebärmutter nach der Mittellinie des Körpers zu drängen, doch muss dies mit Vorsicht geschehen, da man ja dabei etwaige fixirende Stränge ausdehnt. Mit der anderen Hand dagegen versucht man beim Heben der Gebärmutter gleichzeitig durch ein feines Schütteln stärkend und belebend auf das ausgedehnte schlaffe Lig. latum dieser Seite einzuwirken. Natürlicherweise bemüht man sich auch bei der darauf folgenden Massagebehandlung bimanuell den Uterus in normale Lage dadurch zu bringen, dass die freie Hand von den Bauchdecken aus nach der entgegengesetzten Seite den Fundus drückt, während der untersuchende Finger einen Gegendruck auf die Vaginalportion ausübt.

Ich wiederhole nochmals, dass bei den Hebebewegungen die Gebärmutter nicht zu weit unten gefasst werden darf und dass sie in einem Bogen nach vorn und aufwärts geführt werden muss, welcher der Biegung des Kreuzbeines entspricht.

Alle Patientinnen, welche an Prolapsus, Senkungen, Retroversionen und Retroflexionen leiden, dürfen nicht gleich nach der Behandlung allein aufstehen, weil hierbei das Diaphragma und die Bauchmuskeln gespannt, die Därme niedergepresst und der Uterus nach hinten unten gedrückt wird. Man muss ihnen daher helfen, indem man sie am Nacken und den Schultern unterstützt, während sie sich im Rücken steif machen, oder man muss sie lehren, beim Aufstehen die Arme zu benützen, beziehentlich sich mit denselben auf die Unterlage zu stützen.

Wir lassen die Patientin gleich nach der Behandlung Bauchlage einnehmen, schieben ein Kissen unter den Leib und lassen sie diese Lage mehrere Minuten beibehalten.

Bei der Behandlung der Prolapse kommen zu den erwähnten Bewegungen noch hinzu: neiggegensitzend — Wechseldrehen, halbkrummliegend — Knieschliessen und Nervendrückungen auf den Nervus pudendus (seitwärts vom Anus gegen das Tuber ischii).

Sehr oft bleibt der prolabirte Uterus gleich nach der ersten Behandlung im Körper, ungeachtet der unveränderten Grösse und Schwere, aber er nimmt dann gewöhnlich eine unrichtige Lage ein, auf welche bei der Behandlung Rücksicht zu nehmen ist. Anfangs wiederholt man immer die Hebebewegungen nach 10—15 Minuten.

Tritt der Uterus nicht mehr heraus, so nimmt hier das Volumen bald ab, die Haut der Scheide und Vaginalportion nimmt rasch einen normalen Charakter an und die ausgedehnte Scheidenschleimhaut retrahirt sich, wird wieder faltig.

Die Behandlung der unvollständigen Prolapse ist dieselbe, wie bei Totalprolapsen. Besondere Schwierigkeiten hat es hierbei, die Hypertrophie und Elongatio der Cervix zurückzubringen.

Zu Hause müssen die Patientinnen mehrmals täglich Ausspülungen mit kühlem, frischem Wasser machen, wie auch bei gekreuzten Beinen die Adductoren des Oberschenkels activ anspannen und die Muskeln des Beckenbodens dadurch üben, dass sie gleichzeitig dieselbe Bewegung wie beim Zurückhalten des Stuhls ausüben.

Da ich weiss, dass von einigen Specialisten, welche meine Methode anwenden, die Hebebewegungen selbst gemacht werden, während der Assistent die Portio fixirt, so möchte ich hier erwähnen, dass ich gerade das Gegentheil für richtig halte. Der Assistent muss die Bewegung geben, während der Arzt zur Seite der Patientin sitzt und in der oben beschriebenen Weise die Behandlung leitet und alle Fehler sofort richtig stellen kann.

Obwohl wir wissen, wie misslich es ist, Erklärungen zu machen und welchen Unannehmlichkeiten man sich dadurch aussetzt, so halten wir es doch für unsere Pflicht, einen Versuch zu machen, die Wirkung unserer Hebebewegungen zu erklären.

Bedenkt man, dass je stärker und je kräftiger die Vagina ist, desto mehr ist sie in Querfalten zusammengezogen, vergleicht man ferner, wie träge der Uterus durch die vereinte Thätigkeit der Bänder nach oben zurückkehrt, wenn man ihn zu irgend einem Zwecke mit der Kugelzange herabgezogen hat, mit dem dichten Umschliessen des untersuchenden Fingers von der Vagina bei dem Hinaufziehen des Uterus in den Hebebewegungen, sowie mit der Heftigkeit, mit der die Gebärmutter hintergerissen wird, wenn sie bei diesen Bewegungen aus Unkenntniss oder Unvorsichtigkeit plötzlich losgelassen wird, so ist dies unserer Ansicht nach der deutlichste Beweis, dass die Thätigkeit der Vagina darin besteht, sich in ihrer Längsrichtung, d. h. nach unten zusammenzuziehen. Die Vagina fixirt also den Uterus nach unten und wirkt nicht, wie Einige behauptet haben, in der Weise, dass sie dem Uterus wie eine Springfedermatraze eine Stütze gewährt.

Vergleicht man die Gebärmutter mit einem umgekehrten Kegel, der um sein unteres Drittel herum leicht fixirt ist und die Vagina mit einer die Spitze des Kegels umschliessenden elastischen Hülse, so ist die natürliche Folge, dass man durch Spannung dieser Hülse die Stellung des oberen schwereren Theiles des Kegels bestimmen kann, sowie auch, wenn dieselbe erschlafft ist, dass dann die Basis des Kegels verschiedene, durch Mitwirkung anderer Umstände hervorgerufene Lageveränderungen einnehmen kann.

Dies ist der Antheil der Vagina beim Fixiren des Uterus, wenn die tragenden Theile normal sind, denn sonst kann eine Spannung nicht stattfinden.

Es handelt sich nun um die Frage: „Kann eine erschlaffte Scheide vitalisirt werden?" Die Antwort darauf ist eine bejahende. Durch langjährige Erfahrung bin ich der festen Ueberzeugung, dass dies der Fall ist.

Sieht man nun bei einer weiblichen Leiche nach Entfernung der Gedärme vom Bauche aus nach dem kleinen Becken hinab, so erblickt man den Uterus zwischen den beiden Lig. lata gleichsam wie an einer schwachen horizontalen Leine schwebend aufgehängt. Ausserdem ist er nach vorn gegen die Blase und das Schambein, nach hinten gegen das Kreuzbein fixirt. Die runden Bänder fixiren in normalem Zustand nur den Fundus nach vorn.

Die elastische Beweglichkeit dieser Haltetheile zeigt sich ganz deutlich auch dadurch, dass der Uterus bei der Respiration eine ganz deutliche Mitbewegung zeigt.

Die anatomischen Verhältnisse einerseits, andererseits aber die ätiologischen Momente und die Symptome bei Lageveränderungen haben mich zu der Ansicht gebracht, dass die Gebärmutter eigentlich vom Bauchfell getragen wird, allerdings von den vorerwähnten Bändern unterstützt.

Auch dürfte die normale Lage des Uterus nicht ausschliesslich von der Stärke der sogenannten tragenden Theile abhängig sein, sondern ausserdem von dem harmonischen Verhältnisse des Bauchfells, der Bauchmuskeln, des Zwerchfells, der Brust- und Rückenmuskeln.

Entsinnt man sich, wie die Muskeln durch tägliche active Bewegung gestärkt und umgebildet werden, so geht auch hervor, dass durch die Hebebewegungen, welche richtig ausgeführt den activen Bewegungen für die willkürlichen Muskeln des Körpers entsprechen, eine Stärkung und Kräftigung der zahlreiche Muskelfasern enthaltenden fixirenden Theile des Uterus erzielt werden muss.

Um es noch einmal zu wiederholen, die Hauptsache ist,

die Gebärmutter mit Sicherheit zu ergreifen und sie aufwärts in normaler Richtung zu ziehen, und dies kann nur durch den Beistand eines geschickten Assistenten geschehen und gelingt nur ausnahmsweise dem Einzelnen.

Die Stütze, welche die Muskeln des Beckenbodens dem Uterus gewähren, ist nur eine secundäre, vielleicht zu vergleichen mit derjenigen, welche man durch eine Kolporraphia anterior und posterior erreichen kann. Die Bedeutung des Beckenbodens haben wir immerhin wohl beachtet und haben zur Stärkung desselben besonders Knieschliessung unter Kreuzhebung machen lassen.

Jeder, welcher einer Patientin, die in halbkrummliegender Stellung sich befindet und dabei das Gesäss in die Höhe hebt, so dass die Oberschenkel mit dem Rumpf eine gerade Linie bilden, eine Knieschliessung geben lässt und dabei die Muskeln des Beckenbodens controlirt, wird während der Bewegung eine starke Wirkung auf dieselben empfinden.

Auf die Bedeutung des Beckenbodens für die Lage des Uterus wurde ich zuerst aufmerksam gemacht durch einen Aufsatz von Prof. Voss, Christiania, Nord. Med. Arch. XVIII, 2. (1876), der auf Grund genauer anatomischer Untersuchungen den Satz aussprach: „Die beste Behandlung, um einem prolabirten Uterus eine Stütze zu gewähren, wäre die, wenn es gelänge, einige Bewegungen ausfindig zu machen, durch welche man den Beckenboden stärken könnte." Dies gab die Veranlassung, dass ich auf die Knieschliessung unter Kreuzhebung kam, eine Bewegung, die besonders kräftig bei verschiedenen ungleichen Fällen mitwirkt, jedoch keineswegs als eine Hauptsache zu betrachten ist und jedenfalls den Hebebewegungen nachsteht.

Der Vollständigkeit wegen möchte ich noch Einiges über die Anteflexionen, bei welchen eine hochgradige, spitzwinklige Abknickung des Corpus von der Cervix stattfindet, hier anfügen, obwohl meine Erfahrungen hierüber auf einer nicht zu grossen Zahl von Fällen fussen und meine Versuche vielleicht noch unvollständig sind.

Diese Uebel, welche jahrelang meinen Bemühungen getrotzt haben, lassen sich doch in einer Reihe von Fällen überwinden, sei es nun, dass die abnorme Knickung eine angeborene, oder durch Erschlaffung des Isthmus uteri, wie die Verbindungsstelle zwischen Corpus und Cervix bezeichnet wird, erworben war. Hierher gehören auch diejenigen Fälle, welche durch Parametritis posterior und darauf folgende Verkürzung der Douglas'schen Falten entstanden sind.

Bei dem Versuche, eine pathologische Anteflexion, ob winkelsteif oder nicht, auszugleichen, muss man den Zeigefinger durchs Rectum, den Daumen durch die Vagina einführen, während die freie Hand von den Bauchdecken aus auf den Fundus einzuwirken sucht.

Wenn man darauf mit dem Daumen die Vaginalportion nach unten und hinten zu pressen versucht, während der Zeigefinger im Rectum auf die Knickungsstelle drückt, und gleichzeitig die rechte Hand das Corpus nach oben und hinten drückt, so wird es oft auf diese Weise bald gelingen, die Gebärmutter in eine Retroversionsstellung zu bringen. Es wird also, um eine Heilung zu erzielen, aus der pathologischen Anteflexion eine andere Lageanomalie, eine Retroversion herzustellen gesucht. Natürlicher Weise muss man täglich die Stelle des Knickungswinkels massiren und darf nicht zu früh den Uterus reponiren, weil sich dann bald die Anteflexio wieder einfindet. Man muss vielmehr den Uterus eine Zeit lang retrovertirt lassen, — die dysmenorrhoischen Beschwerden, die Hauptklagen der betreffenden Patientinnen, werden auch in dieser Zeit schon bedeutend gebessert sein — und erst nach einigen Wochen den Uterus reponiren. Eine andere Methode, die ich zuerst bei einem zwanzigjährigen jungen Mädchen im Jahre 1882 anwandte und die sich auch bewährt hat, ist, die Hebebewegungen in der Weise ausführen zu lassen, dass man die Portio nach hinten drückt, während der Assistent den Uterus nicht hebt, sondern nach hinten drückt. Auf diese Weise gelingt es zuweilen, die Gebärmutter zu strecken und sogar eine Retroversion hervorzurufen, welche man einige Tage lang unterhält bei täglicher Massage des Winkels. Merkwürdig ist, dass sehr oft bei winkelsteifem Uterus der Winkel vollkommen ausgeglichen wird, sobald man die Anteflexio in eine Retroversio verwandelt. Der Uterus liegt dann nicht in Retroflexio, sondern ist beinahe vollkommen gestreckt, die Steifigkeit des Knickungswinkels ist in diesen Fällen nur eine scheinbare.

Jedenfalls bieten aber die Fälle von Anteflexio, bei denen ein steifer Flexionswinkel vorhanden ist, hauptsächlich die angeborenen Anteflexionen, ein sehr schwieriges Feld für die Behandlung.

VI. Massage.

Wenn man, ohne sich an Autoritäten anzulehnen, aus seinen eigenen Erfahrungen ein Urtheil zu bilden versucht, wie Massage ausgeübt werden müsse, so wird sich zeigen, dass Arzt und Patient mit der Behandlung sowohl als mit dem Resultate derselben dann am meisten zufrieden sind, wenn alle unnützen Kraftanstrengungen vermieden werden. Es ist ein Unsinn, durch starkes Drücken und Reiben Gewebstheile zu zerreissen und den Patientinnen Schmerzen zu bereiten, in der Meinung, auf diese Weise rasch zum Ziele zu gelangen.

Ich brauche hier nicht auf die allgemeinen Grundsätze der Massage einzugehen, aber ich möchte dringend zur Vorsicht auffordern, besonders wenn es sich um die Massage bei Unterleibskrankheiten handelt. Heutzutage massirt ja Alles und es gehört gewissermassen dazu, den Patienten möglichst viel Schmerzen zu bereiten; wunderbar ist es nur, dass verhältnissmässig selten Schaden angestiftet wird.

Die Hauptregel ist: „Beginne alle Massage leicht, mehr in der Umgebung des kranken Theiles und erst wenn die grösste Empfindlichkeit geschwunden, vermehre die Kraft, mache kurze Pausen während der Behandlung, massire dann wieder leichter, und schliesse damit, die flache Hand auf die kranke Stelle zu legen und mit einer leichten Zitterbewegung zu schliessen.

Allerdings erfordert eine solche Behandlung etwas mehr Zeit, so dass wir uns nicht nach Minuten bezahlen lassen können, aber sie wird das Beste für unsere Kranken erreichen.

Ich habe die Massage des Uterus und seiner Adnexe immer in der Weise angewendet, dass ich dieselbe mit der rechten Hand durch die Bauchdecken durch auf den Uterus gegen den untersuchenden Finger, auf welchem die vordere Fläche der Gebärmutter ruht, ausübe; der untersuchende Finger hat nur den Zweck, eine Stütze zu bieten und muss deshalb der massirenden Hand folgen, während das centrale Ende des Fingers jede Bewegung zu vermeiden hat, um nicht zu irritiren. Den linken Ellbogen stützt man dabei auf den eigenen linken Oberschenkel, die rechte Hand massirt, d. h. sie macht feine Zirkelreibungen auf die Hinterfläche des Uterus vom Os internum beginnend und wieder zu demselben zurück. Die ganze Uterinmassage kann, vorausgesetzt, dass die Gebärmutter antevertirt ist, entweder auf einen gewissen Theil derselben oder auf das ganze Organ ausgeübt werden und ist ebenso zweckmässig bei entzündlichen Zuständen, bei Hypertrophien, wie auch bei Atrophien etc. Bei retrovertirtem Uterus, wo eine Reposition durch Adhäsionen verhindert wird, kann man ebenfalls Massage des Uterus anwenden, muss aber dann auf folgende Weise verfahren: Der untersuchende Finger kommt auf die Rückseite des Uterus zu liegen, während die freie Hand auf die Vorderseite desselben wirkt.

Man versucht immer bei der Massagebehandlung die zu massirenden Organe, den Uterus, die Ovarien, verschiebbare Anschwellungen etc., mit dem untersuchenden Finger etwas nach vorn gegen die Bauchwand zu heben, theils um eigene Kraft zu sparen, theils deshalb, weil dieselben dann besser behandelt werden können. Dabei entstehen recht oft heftige Schmerzen, die am häufigsten ihre Ursache darin haben, dass die Portio zu weit nach hinten und aufwärts gedrückt wird und die sofort gehoben werden, wenn man mit diesem Druck etwas nachlässt. Bei schwer zu reponirenden Retroflexionen mit Descensus der Ovarien soll die innere Stütze am besten auf diese Weise gegeben werden, dass man den Zeigefinger durchs Rectum einführt und von hier aus die betreffenden Organe unterstützt.

Beim Massiren der Gebärmutter braucht man sich nicht genau an die Mittellinie zu halten und schon deswegen nicht, um unnöthige Reizungen der Blase zu vermeiden. Bei sehr gespannten oder fettreichen Bauchdecken ist man immer gezwungen, von den Seiten aus auf dieselbe einzuwirken zu suchen, da hier die Bauchdecken noch am ehesten nachgeben. Wir massiren nie die Vorderseite des Uterus, ausser in den Fällen, wo es sich um eine fixirte Retroversio handelt und halten es für einen Fehler, wenn man, um auch die vordere Seite zu massiren, einen antevertirten Uterus in Retroversionsstellung brächte; durch die Stütze, welche der untersuchende Finger der Vorderseite der Gebärmutter gewährt, findet schon eine recht kräftige Einwirkung auf dieselbe statt.

Trotz der grössten Vorsicht kann es doch vorkommen, dass bei der manuellen Behandlung durch den Nagel des untersuchenden Fingers kleine Schleimhautverletzungen an der Vaginalportion entstehen. Dieselben haben aber nichts auf sich, sondern heilen in der Regel sehr rasch. Es versteht sich von selbst, dass vor jeder Behandlung die Reinigung der Hände mit der peinlichsten Vorsicht vorgenommen werden muss.

Blutiger Ausfluss oder unbedeutende Blutung nach der Behandlung der Gebärmutter mit Massage beweist dasselbe, wie die sogenannte „blutige Sonde". Dies ist ohne alle Gefahr und verschwindet bald, da durch die Massage die erschlafften Gefässwände gestärkt werden. Die Erregung, welche durch die Massage hervorgerufen wird, ist nur eine scheinbare, erfordert aber Aufmerksamkeit.

Die Aerzte, welche ohne persönliche Erfahrung in der

Methode der Ansicht huldigen, dass durch die Massage nur eine vermehrte Blutzufuhr zum Uterus bewirkt und Blutungen aus demselben gesteigert würden, irren sich. Es kommt ganz darauf an, wie man massirt, jedenfalls kann man aber durch die Massage vorhandene excessive Blutungen vermindern, ja zum Stehen bringen.

Wenn man weiss, dass vermehrte Innervation gesteigerte Gefässthätigkeit hervorruft, sowie dass durch leichte Berührung eines lebenden Organismus ein mehr oder weniger kräftiger Reiz auf die Nerven desselben ausgeübt wird, so ist es einleuchtend, dass man bei Atrophie des Uterus durch Massage eine vermehrte Circulation und eine bessere Ernährung des Organs hervorrufen kann. Selbstverständlich ist, dass man bei einem solchen Zustande, besonders leicht und immer nur kurze Zeit massirt, ebenso auch, dass man schneller zum Ziele kommt bei einer Atrophie des Uterus nach, beziehentlich in Folge eines Wochenbettes, als bei einem Uterus infantilis. Setzt man diese Behandlung täglich fort, so wird man finden, dass der Uterus erstaunlich schnell an Grösse zunimmt, besonders wenn man ausserdem solche heilgymnastische Bewegungen gibt, die das Blut zum Becken führen.

Im Gegensatze dazu kann man durch länger fortgesetzte kräftige Massagebehandlung, unterstützt durch ableitende Bewegungen eine stärkere Resorption und eine regenerative Metamorphose hervorrufen. Gerade bei chronischer Metritis erreicht man durch Massage ganz ausgezeichnete Resultate.

Die Blutungen, welche ein häufiges Symptom der chronischen Metritis, wie bekannt, sind, pflegen wir je nach der Beschaffenheit des Uterus nicht ganz auf gleiche Weise zu behandeln. Immer lassen wir dabei Bewegungen machen, welche das Blut kräftig vom Becken ableiten, dagegen massiren wir, wenn der Uterus gross, aber von weicher, schwammartiger Beschaffenheit, leicht und ohne Kraftaufwand, um die Gefässe zur Contraction zu reizen; ist aber der Uterus weniger vergrössert und von derber Consistenz, dann kann man, nachdem die ersten Male eine leichte Massage ausgeführt worden ist, kräftiger und längere Zeit auf einmal massiren. Im ersten Falle ist grosse Vorsicht nothwendig, damit man nicht gerade das Gegentheil von dem, was man beabsichtigt, erreicht.

Die Behandlung der Entzündungsproducte im Beckenzellgewebe, besonders der Exsudate mit Massage, haben wir zuerst im Jahre 1871 versucht und grosse Erfolge damit erzielt. Bevor aber hier eine Behandlung begonnen werden kann, muss man sich aufs Genaueste von der Beschaffenheit der betreffenden Anschwellung überzeugen, damit man nicht bei vorhandener Abscedirung Veranlassung dazu gibt, dass sich der Eiter in die Bauchhöhle ergiesst, während bekanntlich eine Entleerung nach aussen durch die Bauchwand, Blase oder das Becken ohne Gefahr stattfinden kann.

Die Behandlung ist theils ganz und gar ableitend, d. h. aus activen Muskelbewegungen für den Rücken und die Extremitäten bestehend, wobei die Muskeln des Bauches vollkommen passiv bleiben müssen, theils werden täglich einmal, höchstens zweimal, in Steinschnittlage der Patientin feine Zirkelreibungen bei zu- und abnehmendem Druck auf das Exsudat direct angewendet. Der untersuchende Finger wird dabei vorsichtig unter die Anschwellung geschoben und controlirt genau die zuerst um das Exsudat herum und dann direct auf dieses mit der rechten Hand ausgeführte Massage. Es wäre ein grosser Fehler, dabei irgend etwas an der Stellung des Uterus zu ändern, eventuell ihn bei gleichzeitiger Retroversion zu reponiren zu suchen oder gar Hebebewegungen auszuführen. Dadurch könnten chronische Exsudate sehr rasch einen schweren acuten Charakter wieder annehmen. Zuweilen findet man bei der Behandlung einer entzündlichen Anschwellung im Becken, dass während diese im Schwinden begriffen ist, plötzlich auf der anderen Seite des Beckens eine diffuse Schwellung auftritt, welche aber unter Massagebehandlung bald eine begrenzte Form annimmt und wie die frühere resorbirt wird. Es mussten also auch auf dieser Seite pathogene Keime vorhanden gewesen sein, die durch die Behandlung entzündliche Erscheinungen machten. Sehr oft findet man bei Patientinnen, welche Para- oder Perimetritiden durchgemacht haben, die Bauchdecken steif, hart und druckempfindlich, der Stuhlgang ist erschwert und nur durch künstliche Mittel zu erreichen, weil die Frauen aus Furcht vor Schmerzen jede Anspannung der Bauchmuskeln vermeiden. Immer gibt man in diesen Fällen ableitende Bewegungen, aber die Behandlung muss auch darauf Bedacht nehmen, durch leichte Knetungen zu beiden Seiten des Unterleibes von unten nach oben die Bauchdecken in einen normalen Zustand zu bringen und gleichzeitig eine vermehrte Gefäss- und Nerventhätigkeit im Darmcanal hervorzurufen.

Die chronischen Exsudate erfordern eine langdauernde Behandlung, in der Regel einige Monate. Rückfälle sind nicht selten und es kommt vor, dass ein Exsudat, das zwei Monate lang völlig verschwunden, plötzlich unter erneuten Schmerzen recidivirt. Niemals erreichen aber diese neuen Anschwellungen die Grösse der alten und verschwinden bei sofortiger Behandlung meist nach kurzer Zeit, um dann endgiltig geheilt zu bleiben. Es kommt vor, dass das ganze Becken sich wie eine zusammenhängende Masse anfühlt, so dass es wunderbar erscheint, dass überhaupt noch eine Defäcation möglich ist. Die Behandlung derselben mit Massage hat sich dabei so erfolgreich bewiesen, dass auch nicht die geringsten Spuren zurückgeblieben sind. So vorsichtig man dabei im Anfange der Schwellung auch sein muss, im weiteren Verlaufe muss man energischer und kräftiger vorgehen. Nachdem ich mich von der Zwecklosigkeit der Massage mit den Fingerspitzen allein überzeugt hatte, bin ich in solchen Fällen zu allmählich steigenden und immer kräftigeren Zitterdrückungen und Knetungen übergegangen, die ich zuletzt mit der Handwurzel und ausgestrecktem Arm ausführte. Der untersuchende Finger wird dabei am besten durch das Rectum eingeführt und muss sorgfältig die Wirkungen dieser mit aller Kraft ausgeführten Drückungen controliren. Man könnte meinen, bei Anschwellungen von solchem Umfange sei die innere Stütze überflüssig, aber die Erfahrung hat das Gegentheil, mir wenigstens, gezeigt.

Handelt es sich um **acute und subacute Exsudate**, so kommt man, zumal wenn man zweimal täglich behandelt, sehr rasch zum Ziele. Die Patientinnen brauchen dabei nur in der allerersten Zeit zu liegen, sobald aber die Resorption im Gange ist, dürfen sie etwas aufstehen und sich Bewegung machen. Ausser der sorgfältig auszuführenden Massage lasse ich auch kalte Umschläge machen.

Ausser der directen Behandlung der Exsudate benützen wir zur schnelleren Absorbirung und Beseitigung derselben das sogenannte „Målning (Malen)". Es sind dies bogenförmige Streichungen, welche mit dem hoch ins Rectum eingeführten Zeigefinger der linken Hand nach oben hin gegen die Vena iliaca communis, dem Verlauf der Gefässe im kleinen Becken folgend, ausgeführt werden und belebend auf die Capillar- und Lymphgefässe dieser Gegend wirken. Man muss auch damit vorsichtig sein, weil man dabei durch directe Reizung verschiedener Nervenstämme den Patientinnen heftige Schmerzen, die in der Regel nach dem Schenkel zu ausstrahlen, verursachen kann. Das unangenehme Gefühl, welches die Patientinnen beim Einführen des Fingers in das Rectum haben, wird bedeutend vermindert, wenn man zuerst nur die Fingerspitze einführt, dann die Analöffnung nach vorn gegen die Scheide ausdehnt und zuletzt den ganzen Finger leise so hoch hinauf als möglich einschiebt. Die ganze Hand wird dabei so gehalten, dass der Handrücken nach vorn sieht, der Daumen und die drei letzten Finger sind nach hinten gerichtet. Ausserdem kann man gleichzeitig mit der freien Hand eine Massage von aussen in derselben Richtung dem Kreuzbein entlang ausführen. Die Steinschnittlage eignet sich am besten für dieses sogenannte „Malen".

VII. Von der Behandlung der Endometritis, der Polypen und der Fibroide der Gebärmutter.

Cervicalkatarrhe werden in der Regel von unseren Aerzten mit Aetzungen behandelt und zum Theil auch geheilt, ebenso sicher ist es aber, dass man durch eine vorsichtige Massage nichtinfectiöse Gebärmutterkatarrhe und damit auch die Erosionen an der Vaginalportion beseitigen kann. Sehr oft sind Patientinnen zu uns gekommen mit grossen Erosionen am äusseren Muttermund, welche vorher durch Aerzte mittelst Aetzungen geheilt, bald darauf aber ein Recidiv bekommen haben, während Patientinnen, die mit Massage behandelt wurden, in der Regel für immer davon befreit blieben. Die Behandlung, d. h. die Ausführung der Massage ist dieselbe wie bei chronischer Metritis. Wir unterstützen dabei nur die Natur in ihrem Bestreben, sich selbst zu heilen, d. h. wir suchen direct und indirect durch die Bewegungen die Resorption zu befördern und die kranke, d. h. geschwollene, mit Blut überfüllte Schleimhaut zur Norm zurückzubringen.

Polypen geben immer Veranlassung zu starken Blutungen und müssen operativ entfernt werden. Die Massage kann hier nur das erreichen, dass sehr oft nach kurzer Behandlung im Innern des Uterus verborgene Polypen zum Vorschein kommen, also gewissermassen geboren werden, wodurch natürlich ihre operative Entfernung sehr erleichtert wird.

Bei der Behandlung der Myome und Fibrome des Uterus habe ich sehr wenig Freude erlebt. Merkwürdig ist, dass manche Frauen mit verhältnissmässig kleinen Fibromen an äusserst heftigen Blutungen leiden, während wieder andere keine abnormen Blutungen haben.

Wahr ist, dass man durch heilgymnastische Behandlung die Blutungen moderiren kann, aber niemals sah ich, dass breit aufsitzende Fibrome kleiner oder weicher geworden wären. Nur einmal, im Jahre 1884, habe ich bei einem Fräulein, welches mehrere gestielte Fibrome an der hinteren Wand des Uterus hatte, durch tägliche Massage der Stiele die Neubildungen atrophiren sehen. Ausserdem kann man die Schmerzen, welche durch den Druck des vergrösserten Uterus entstehen, vermindern.

VIII. Die Regel und ihre Abnormitäten.

Amenorrhöe.

Wenn eine Person noch nie ihre Regel gehabt hat, ebensowenig periodisch auftretende Schmerzen, welche andeuten könnten, dass die Regel sich einfinden wolle, so behandelt man die Person, vorausgesetzt, dass sie äusserlich normal entwickelt ist, mit direct zuleitenden Bewegungen. Die Vorsicht gebietet jedoch bei solchen Fällen, sich davon zu überzeugen, dass keine abnormen Verhältnisse die Regel verhindern, bevor man die Behandlung energisch in Angriff nimmt. Hat eine vorher normal menstruirte Person durch zufällige Ereignisse, z. B. durch eine Erkältung der unteren Extremitäten, ihre Regel verloren, so untersucht man sehr genau, ob man eine entzündliche Anschwellung im Becken, besonders eine Verdickung und Schmerzhaftigkeit der Ovarien entdecken kann.

Ist nichts Beunruhigendes vorhanden, so wendet man solche Bewegungen an, welche das Blut kräftig nach den unteren Extremitäten und dem Becken leiten, um die Regel hervorzurufen.

Zum Beispiel:

1. Gangstehend — Kopfbeugung und Plan Armbeugung.
2. Halbliegend — Unterschenkelknetung, Fussbeugung und Streckung.
3. Halbliegend — Schenkelbeugung.
4. Stützgegenstehend — Rückenhackung, Lenden- und Kreuzklopfung.
5. Halbliegend — Oberschenkelrollung.
6. Reitsitzend — Rumpfrollung.

7. Neiggegensitzend — Wechseldrehung.
8. Niedrig Kniespaltstehend — Schraubendrehung.
9. Schlaffsitzend — Brusthebung oder Hebestehend — Brustspannung.

Mehrmals habe ich auch versucht einen directen Reiz auf die Uterusschleimhaut auszuüben, indem ich vorsichtig die Sonde einführte und mit derselben eine feine Zitterbewegung in querer Richtung ausführte. Nach einigen Stunden trat Blutung auf, welche am nächsten Tage unter gewöhnlicher Behandlung zur Menstruation führte. Dies nur nebenbei.

Menorrhagien.

Menorrhagien treten auf bei Krankheiten der Uterusschleimhaut, oft auch in Folge besonderer krankhafter Bildungen, bei Polypen, Fibromen etc. In ersterem Falle kann der Uterus klein oder vergrössert sein. Dann werden Bewegungen angewendet, die das Blut aufwärts zu den Muskeln der Brust, der Arme und des Rückens, sowie abwärts zu den Muskeln an der Hinterseite des Oberschenkels und zu den Füssen führen, als indirect ableitende Bewegungen, Gebärmutterhebungen mit grösserem oder geringerem Drucke, sowie Massage der Gebärmutter als direct ableitende gegeben. Ist die Gebärmutter mehr oder weniger vergrössert, dabei von harter Consistenz, so ist die Behandlung immer langwierig und Recidive sind nicht selten. Eine meiner Patientinnen blieb nach mehrmonatlicher Behandlung vier Jahre vollkommen gesund und konnte zu Hause alle ihre Pflichten erfüllen; nach einer Erkältung traten aber wieder heftige Blutungen auf, die eine zweimonatliche Behandlung nöthig machten, um dann für immer zu verschwinden. Für sehr wichtig halte ich es, dass auch in solchen Fällen, wo objectiv eine wesentliche Veränderung nicht nachzuweisen war, doch alle subjectiven Beschwerden und vor Allem die Blutungen gehoben werden. Wenn, was sehr gewöhnlich der Fall ist nach lange anhaltenden Blutungen, die Pars vaginalis aufgetrieben, weich und geschwollen ist, so wird auch dieser Theil der Behandlung unterzogen. Dabei muss man aber vorsichtig sein, da es möglich ist, dass bei vorhandenen Erosionen durch eine zu forcirte Massage die Blutungen anstatt gebessert, verschlimmert werden.

Da ich oft Gelegenheit gehabt habe, Blutungen in Folge von Abort mit grossem Erfolg zu behandeln, so möchte ich an dieser Stelle ganz besonders darauf aufmerksam machen, dass die Massage verbunden mit angemessenen Bewegungen dann am Platze ist, wenn die Blutungen, gleichgiltig, ob Abortreste im Uteruscavum enthalten sind oder nicht, anhalten, wenn eine Art Subinvolutio uteri vorhanden ist, die Wandungen des Uterus schlaff und die Gefässe dilatirt sind. Die Massage muss in solchen Fällen äusserst sanft und leicht ausgeführt werden, denn nur die leichteste Massage wirkt contrahirend auf die Gefässwände und die Musculatur, dann darf sie immer nur kurze Zeit auf einmal angewendet werden. Jeder Druck ist dabei unbedingt ausgeschlossen. Bei Blutungen wird vorzugsweise der Fundus und der Gebärmutterkörper massirt, bei Fluor besonders die Cervix.

Da die Behandlung der Blutungen ihre Gefahren hat, so wäre es wünschenswerth, wenn Aerzte allein die Ausführung übernähmen, oder sie doch wenigstens verstünden. Obwohl ohne eigene Erfahrung darin, glaube ich doch, dass bei Blutungen gleich nach der Entbindung eine mässig starke Massage auf die Gebärmutter von Erfolg sein und dieselbe zur Contraction reizen muss. Wie ich höre, wird ja auch von vielen Aerzten zu diesem Zwecke eine Art Massage des Uterus angewendet.

Musterrecept:

1. Streckneigspaltsitzend — Armbeugung.

2. Streckdrehspaltsitzend — Vorwärtsdrehung unter Rückendruck.

3. Streckneigspaltsitzend — Wechseldrehung.

4. Krummhalbliegend — Massage des Uterus und seiner Umgebung.

5. Krummhalbliegend — Knietheilung unter Kreuzhebung.

6. Streckneigspaltsitzend — Wechseldrehung und Armbeugung.

Ist die Frau so schwach und heruntergekommen durch die Blutungen, dass sie das Bett nicht verlassen kann, so kann man auch die Bewegungen sub 1, 3 und 6 im Liegen geben, d. h. die Patientin nimmt anstatt der sitzenden Ausgangsstellung die gewöhnliche Steinschnittlage oder einfache Rückenlage ein, und da sich Wechseldrehungen in dieser Lage nicht ausführen lassen, so gibt man anstatt derselben nur Rumpfaufrichtung, und zwar in der Weise, dass man die eine Hand unter den Nacken der Patientin legt und nun unter Widerstand der Patientin dieselbe aufrichtet bis zur sitzenden Stellung, worauf die Patientin unter Widerstand des Arztes sich wieder zurücklegt.

Um noch einmal zu wiederholen, man wird bei einer an Blutungen leidenden Frau, welche man im Bette liegend vorfindet, so zu Wege gehen:

Man stellt sich an das Kopfende des Bettes, fasst die Patientin an den Handgelenken und führt einige kräftige Armrollungen aus. Dann werden die Arme von der Patientin unter Widerstand, soweit es möglich ist, gebeugt, d. h. im Ellbogengelenke rechtwinkelig gebeugt und an den Körper angezogen und unter Widerstand der Patientin vom Arzte wieder gestreckt. Es folgt die oben beschriebene Rumpfaufrichtung, d. i. eine Uebung für den M. erector trunci, halbliegend Massage des Uterus und Repetition der beiden ersten Bewegungen. Jede Bewegung wird dreimal wiederholt, die ganze Behandlung unter Umständen täglich zweimal ausgeführt. Ausserdem fordert man die Patientin auf, nicht auf dem Rücken zu liegen, sondern auf der Seite mit angezogenen Knien. Bei kräftigeren Frauen kann man in die Behandlung krummhalbliegend Knietheilung unter Kreuzhebung, d. h. eine Uebung für die Abductoren der Oberschenkel einfügen.

Diese Behandlung ist ausserordentlich einfach und dankbar und ich habe sie deshalb etwas ausführlich erörtern zu müssen geglaubt.

Dysmenorrhöe.

Als Ursache der Schmerzen bei der Menstruation wird entweder Verengerung der Cervix oder Flexion derselben, d. h. ein mechanisches Hinderniss angeführt.

Die ärztliche Behandlung besteht in Discision, dem Gebrauch von Stabpessarien oder Ausdehnung mit Laminaria, groben Sonden etc.

Es ist nun bekannt, dass das Blut die Fähigkeit besitzt, durch die feinsten Oeffnungen hindurch zu sickern, wird ihm aber Zeit gelassen zu coaguliren, so wird das Durchdringen des Blutes selbst durch grössere Oeffnungen verhindert. Auf diese Erfahrung fussend, haben wir versucht und es ist uns auch gelungen, eine schmerzfreie Menstruation solchen Patientinnen zu verschaffen, welche an obenstehenden Abnormitäten litten, auch da, wo die Cervix so eng war, dass sie eine feine Silbersonde nicht passiren liess. Vor der Behandlung hatten die Betreffenden oft bei Eintritt der Regel eiskalte Hände und Füsse, Blutandrang nach dem Kopfe und heftige krampfartige Schmerzen im Leibe, die mehrere Stunden anhielten. Ich nahm an, dass, wenn das Blut während einiger Zeit vor der Regel täglich vermöge gymnastischer Bewegungen kräftig zum Becken geleitet werde, so dass bei der Regel die Blutung rascher und mit grösserer Intensität auftrete, so würde sich das Blut auch leichter den Weg durch die Verengerung und die Abknickung zwischen Corpus und Cervix bahnen.

Der Erfolg war ein ganz frappanter. Die Regel trat ohne Schmerzen ein und auch die übrigen Beschwerden fehlten vollkommen. Verständnisshalber sei erwähnt, dass hierbei gar keine locale Behandlung, sondern nur gymnastische Bewegungen angewendet wurden.

Ein solches Recept würde etwa so lauten:

1. Gangstehend — Kopfbeugung und Plan-Armbeugung.

2. Streckfussstützstehend — Kniebeugung und Streckung mit Händedrückung.
3. Gespanntbogenknickstehend — Oberschenkelrollung.
4. Stützgegenstehend Rücken - Hackung und Lenden-Kreuz-Klopfung (ziemlich kräftig gegeben).
5. Reitsitzend Rumpfrollung.
6. Vornüberliegend — Rumpfhaltung.
7. „Niedrig" Kniespaltstehend — Schraubendrehung.
8. Halbliegend — Knieschliessung.
9. Wie Nr. 4 (stützgegenstehend — Kreuzklopfung).
10. Hebestehend — Brustspannung.

Natürlich ist bei schwerer Dysmenorrhöe immer an Missbildungen des Hymen, an Atresie u. dgl. zu denken, weshalb man sich vorher immer genau davon überzeugen muss, um dann diese Fälle dem Chirurgen zu überlassen.

In vielen Fällen gelingt es auch, ein abnorm grosses und verdicktes Hymen durch mehrmals wiederholte vorsichtige Ausdehnungen zu erweitern und durch die anderweitige Behandlung zu ermöglichen. Jedenfalls kommt man hier durch eine operative Behandlung rascher zum Ziele und wir haben es uns zur Regel gemacht, solche Fälle, wie schon erwähnt, den Operateuren zu überweisen.

Zuführende Bewegungen sind solche, welche das Blut nach dem Becken und unteren Extremitäten befördern, wobei also ein starker Blutstrom durch die Arteria iliaca communis circulirt, d. h. Fuss-, Knie- und Spreizbewegungen. Nicht hierher gehören und gerade das Gegentheil bewirkend sind Uebungen, bei welchen die Rückenmuskeln, sowie die Auswärtsroller und Abductoren des Oberschenkels in Thätigkeit treten. Zuführende Bewegungen können ohne Unterstützung von den Patientinnen zu Hause als eine Art Freiübung ausgeführt werden, ebenso auch Armbewegungen und Rumpfdrehungen als ableitende Bewegungen.

Massage während der Regel.

Nachdem Dr. Nissen 1874 angefangen hat, auch während der Menstruation die locale Behandlung anzuwenden, habe ich ebenfalls diese Methode befolgt und kann dieselbe angelegentlich empfehlen, da die Behandlung während dieser Zeit ausserordentlich wirksam ist und die Dauer der Cur wesentlich abkürzt. Nur muss ich hervorheben, dass zur Zeit der Regel viel leichter und zarter massirt werden muss, zumal auch die Patientinnen dabei viel empfindlicher sind als gewöhnlich.

Zur Zeit der Regel lässt man auch am besten solche Bewegungen fort, welche den Stuhlgang befördern sollen, da die Stuhlentleerung an und für sich reichlicher zu sein pflegt und man durch dieselben abnorm starke Blutungen hervorrufen könnte. Nur dann, wenn die Blutung eine sehr geringe ist, kann man mit Vorsicht einige schwächere zuführende Bewegungen geben.

IX. Von der Vagina und deren Affectionen.

Scheidenvorfall entsteht entweder in Folge der Senkung des Uterus oder primär durch Schlaffheit der Scheidenwand. Im ersteren Falle verschwindet das Uebel in demselben Verhältniss, als es gelingt, den Uterus in normale Lage zurückzubringen.

Die Behandlung besteht aus:

1. Krummhalbliegend — Knieschliessung bei Kreuzhebung.
2. Stützgegenstehend — quere Lenden- und Kreuzbeinklopfung.
3. Uterushebung.
4. Krummhalbliegend — Nervus pudendus-Drückung und Unter-Schambeindrückstreichung.
5. Bauchliegend — Lenden- und Kreuzbeinklopfung.

Dass ich mit der ersten Bewegung auf den M. levator ani und die Muskeln des Beckenbodens einzuwirken suche, mit der zweiten und fünften die Nerven zu beleben, mit der dritten die Scheide zur Contraction zu reizen und mit der vierten endlich direct die Scheidenwand in Angriff zu nehmen suche, ist leicht zu verstehen.

Die „Unter-Schambeindrückstreichung" wird in der Weise ausgeführt, dass man die vorgefallene Scheidenwand mit der Fingerspitze reponirt und kräftig gegen das Schambein zu drückt unter gleichzeitigem langsamen Aufwärtsschieben, wobei man vermeiden muss, die Urethra gegen den Knochen zu drücken, da die Bewegung sonst sehr schmerzhaft ist. Diese Bewegung wird einige Male wiederholt.

Von einer eigentlichen Massage der vorderen Scheidenwand, bestehend in Streichungen und Zirkelreibungen derselben, wie solche von Prof. Asp ausgeführt wird, habe ich niemals einen Erfolg gesehen und halte dieselbe für unstatthaft.

Nicht immer ist es leicht, mit Sicherheit eine Senkung der Scheide festzustellen und sehr oft kann man, obgleich verschiedene Symptome darauf hindeuten, selbst bei der Untersuchung in stehender Stellung, keine abnorme Schlaffheit und Senkung einer Scheidenwand constatiren. Es ist immer wichtig, die Patientinnen aufzufordern zu husten und die Bauchpresse stark anzuspannen. Auch bei gesunden Frauen nimmt man dabei ein Herunterdrängen der vorderen oder hinteren Scheidenwand wahr, doch nimmt dieselbe sofort wieder ihren normalen Zustand ein. Ist dagegen eine wirkliche Senkung oder aber nur eine abnorme Schwäche und Schlaffheit der Vaginalwandung vorhanden, so zieht sich dieselbe nur langsam und unvollständig wieder zurück. Das Gefühl der Patientin ist bei Prolapsus, beziehungsweise Descensus vaginae immer ein guter Wegweiser, der nicht zu übersehen ist, selbst wenn man objektiv nichts Sicheres nachweisen kann.

Anbei eine Erfahrung. Eine Patientin, welche wegen einer anderen Affection von mir behandelt wurde, klagte über Schmerzen im Leibe und starkes Drängen nach unten, was mir Veranlassung gab, einen Scheidenvorfall zu vermuthen. Aber ungeachtet wiederholter Untersuchungen sowohl in stehender als in liegender Stellung, war es mir nicht möglich, auch nur das Geringste zu entdecken, weshalb ich der Patientin rieth, nach Hause zu reisen. Nach etwa zweimonatlicher Abwesenheit kam die Patientin mit dem Verlangen zurück, eine diesbezügliche Behandlung einzuleiten, da die Schmerzen in der Zwischenzeit bedeutend zugenommen hatten. Bei der nun vorgenommenen Untersuchung fand sich in der That ein geringer Prolaps der vorderen Scheidenwand und beim Drängen nach unten wurde der Uterus so stark und weit nach unten getrieben, dass man in der That einen Descensus uteri mit Prolapsus der Vagina diagnosticiren musste.

Ist eine ausgesprochene Cystocele vorhanden, so muss man neben den erwähnten Bewegungen kräftige Drückungen auf den N. pudendus anwenden und zwar an der äusseren Seite der grossen Labien nach vorn vom Perineum, so dass die Patientinnen einen leichten Schmerz dabei empfinden.

Ausser den oben genannten Bewegungen haben sich Irrigationen von ein wenig frischem, nicht allzu kaltem Wasser als nützlich erwiesen.

Auch bei Rectocele haben wir gute Erfolge zu verzeichnen, und zwar haben wir besonders Kreuzbeinklopfung, Uterushebung, sowie die sogenannte S-romanum-Hebebewegung angewendet. Dass man in der That auf diese Weise solche Zustände heilen kann, hat die Erfahrung bewiesen.

X. Schwangerschaft und Entbindung.

Fasst man zusammen, was in diesem kleinen Buche gesagt worden ist, so wird man leicht einsehen, dass vorliegende Behandlung der Gebärmutterkrankheiten die Befruchtung gerade in dem Verhältnisse erleichtern muss, als es gelingt, die Krankheiten und abnormen Verhältnisse zu beseitigen, die als Hinderniss, das gewünschte Ziel zu erreichen, angesehen werden. Wenn auch die Bedingungen zur Befruchtung in mancher Hinsicht nicht völlig klar gelegt sind, so dürften doch Alle darin einig sein, dass das Sperma in das Uteruscavum hineinkommen muss, und dies ist wieder davon abhängig, beziehentlich nur dann möglich, wenn der Uterus sich in gesundem Zustande befindet.

Es könnte die Frage aufgeworfen werden, ob es überhaupt statthaft ist, sobald bereits Schwangerschaft eingetreten ist und hauptsächlich wird es sich ja um die ersten Schwangerschaftsmonate handeln, eine derartige mechanische Behandlung anzuwenden. Die Erfahrung hat nun bewiesen, dass niemals schädliche Folgen eingetreten sind, wohl aber habe ich die günstigsten Einwirkungen davon gesehen und was noch wichtiger ist, in einigen Fällen, wo der Abort drohte, beziehentlich schon im Gange war, ein Sistiren der Blutungen und einen weiteren günstigen Verlauf der Schwangerschaft.

Als Beweis mögen einige Beispiele dienen:

1. Frau W. aus F., 22 Jahre alt, gravida im dritten Monate, kommt wegen heftiger Unterleibsschmerzen und mehrmals aufgetretener kleiner Blutungen zu mir. Es fand sich eine Perioophoritis sinistra, die nach zwölftägiger Behandlung geheilt wurde. Die Schwangerschaft verlief normal. Lebendes gesundes Kind.

2. Frau E. aus S., 34 Jahre alt, gravida im zweiten Monate. Diagnose: Oophoritis duplex. Nach viermonatlicher Behandlung geheilt entlassen. Sehr leichte Entbindung.

3. Dreissigjährige Frau, zum zweiten Male schwanger, und zwar im dritten Monate. Im Jahre vorher Abort. Nach einer etwas brüsken Bewegung Schmerzen im Unterleib, Blutung. Am nächsten Tage wiederholte sich die Blutung. Nach mehrmaliger Behandlung Sistiren der Blutungen und günstiger Verlauf der Schwangerschaft.

Nicht selten kommt es im Beginne der Schwangerschaft vor, dass der befruchtete Uterus durch Druck auf Gefässe und Nerven der Frau ein Gefühl brennender Schmerzen verursacht. Hierbei haben wir leichte Hebebewegungen angewandt, die aber so ausgeführt werden müssen, dass man die Gebärmutter weder zwischen den Händen klemmt, noch sie nach hinten gegen das Kreuzbein drückt, sondern sie nur hebt. Wir haben gefunden, dass hievon nicht allein der Schmerz aufhört, sondern dass auch andere lästige Symptome verschwanden.

Fernerhin halte ich es für sehr gut, wenn die Frauen auch ohne gerade krank zu sein, während der Gravidität allgemeine Gymnastik vornehmen. Wir wissen, dass viele Mütter während der Schwangerschaft ein schwächliches Aussehen haben und mager werden, aber grosse Kinder und schwere Entbindungen haben, während andere, welche in dieser Zeit stark und kräftig werden, oft kleinere Kinder gebären, leichtere Entbindungen haben, und sich natürlich auch rascher erholen. Da wir ausserdem sehen, dass die Entbindungen bei Frauen der arbeitenden Classe in der Regel unvergleichlich leichter sind, so dürfte schon hieraus der Nutzen einer vernünftig durchgeführten Bewegungscur während der Schwangerschaft erhellen. Die Gesichtspunkte, von welchen man bei einer solchen Cur ausgehen muss, liegen auf der Hand. Im Allgemeinen sind alle Körpermuskeln zu üben, doch müssen alle solche Bewegungen vermieden werden, wobei der Musculus ileopsoas in stärkere Action tritt.

Dass man auch auf die Milchsecretion durch gymnastische Bewegungen einen Einfluss ausüben kann, ist eine Thatsache, welche sich nicht verlengnen lässt. Bei einer Frau, welche zur Zeit des Stillens sich gymnastische Bewegungen geben liess, trat ein Sistiren der Milchsecretion ein, da der betreffende Gymnast, unkundig mit diesen Verhältnissen hauptsächlich Bewegungen für die unteren Extremitäten und den Rücken gegeben hatte. Nachdem die Frau von anderer Seite angemessene Bewegungen erhielt, trat wieder eine regelmässige Milchabsonderung wie vorher ein.

Das letztere, beziehentlich eine Vermehrung der Milchabsonderung, erreicht man durch leicht ausgeführte Streichungen und Walkungen der Brust und der Arme, gefolgt von activen Pumpbewegungen mit den Armen auf- und abwärts, sowie vorwärts und zurück bei leichtem Widerstand der Patientin, während zugleich leichte Streichungen von einem Anderen von der Wirbelsäule nach der Achselhöhle zu ausgeführt werden.

Eine Abnahme der Milchsecretion erzielt man durch kräftige Streich- und Walkbewegungen der Brust und Arme, unterstützt von activen Bewegungen für Fuss-, Schenkel-, Becken- und Rückenmuskeln. Ich halte es, wenn es wünschenswerth ist, von den Brüsten abzuleiten, für zweckmässiger, die betreffenden ableitenden Bewegungen zu geben, als Abführmittel.

XI. Krankheiten der Urinorgane.

Wie man weiss, entsteht Strangurie aus verschiedenen Ursachen, und unter diesen sind mehrere, welche nicht wir zu behandeln haben, sondern der Chirurg.

Wir können mit guter Hoffnung auf Erfolg dieses schmerzhafte Uebel behandeln, wenn, wie das so oft der Fall ist, durch eine Erkältung der unteren Extremitäten eine vermehrte Blutcongestion nach der Blase zu stattfindet und der vermehrte Blutdruck auf die Nerven der Blase einen Reiz ausübt. Bei jedem Versuch Wasser zu lassen, geht nur wenig Urin ab und es ist unaufhörlich das Bedürfniss vorhanden, den Urin zu entleeren.

Die Behandlung besteht in diesen Fällen in Walkungen der Schenkel-, Fuss- und Kniebewegungen, Knietheilung, d. i. Abductorenübung, streckneigspaltsitzend — Wechseldrehen, streckneigspaltsitzend — Armbeugung, leichter Kreuzbeinklopfung, neigfallend — Beinhebung, unterstützt von kalten Abreibungen der Schenkel Morgens und Abends.

Vorstehendes bildet eine sogenannte allgemein ableitende Behandlung. Die directe, locale Behandlung dagegen, die thunlich zwischen den vorgenannten Bewegungen eingefügt wird, besteht aus krummhalbliegend Wechselvesicalschüttelung (leicht gegeben) Malning, sowie krummhalbliegend Unter-Schambeindrückung bei Frauen und krummhalbliegend Druck und Schüttelung aufs Perineum, ferner Hackung der inneren Seite der Oberschenkel bei Männern.

Da die Patientinnen weniger Schmerzen empfinden, wenn die dem Gefässverlauf entsprechenden vom Schambein an nach hinten rund um das kleine Becken herum auszuführenden Streichungen vom Rectum aus vorgenommen werden, so haben wir diese Streichungen niemals von der Vagina aus, sondern immer durchs Rectum bewerkstelligt. Auch die durch Harngries und kleine Steine hervorgerufenen Schmerzen können auf diese Weise, wenn auch nicht beseitigt, so doch gelindert werden. Selbstverständlich ist, dass dabei auch eine passende Diät beobachtet wird. Die gymnastische Behandlung des Blasenkatarrhs geht von denselben Gesichtspunkten aus, und es ist sicher, dass diese Art der Behandlung einen Vergleich mit den übrigen, von ärztlicher Seite aus geübten, nicht zu scheuen braucht.

Dass Frauen, welche an Retroflexio uteri leiden, häufig über Strangurie klagen, kann uns nicht wunderbar erscheinen, da, wenn auch die Befestigung zwischen Blase und Uterus eine verhältnissmässig lockere ist, doch immer bei einer Retroflexio eine Zerrung der hinteren Blasenwand stattfindet, welche bei reizbaren Personen genügt, um die empfindlichsten Stranguriebeschwerden hervorzurufen. Mit der Reposition des Uterus hören in der Regel auch diese Schmerzen auf.

Bei Frauen, welche an unfreiwilligem Urinabfluss, d. h. also einer Schwäche des M. sphincter vesicae leiden, habe ich folgende Methode angewendet: In Steinschnittlage der Patientin wird der Zeigefinger der linken Hand in die Vagina eingeführt und schräg gegen den Blasenhals etwas gebogen angesetzt. Während nun die übrigen vier Finger den Daumen umschlossen halten und die andere Hand ums linke Handgelenk fassend einen zu starken Druck zu verhindern sucht, wird eine drei- bis viermal wiederholte mässige Zitterdrückung des Blasenhalses gegen das Schambein ausgeführt. Dann wird der Finger wieder zurückgezogen, der Zeigefinger der rechten Hand eingeführt und dieselbe Bewegung ausgeführt, so dass also die Drückung auf alle Seiten des Blasenhalses wirkt. Dieser Behandlung soll stützgegenstehend — Kreuzbeinklopfung, sowie krummhalbliegend Wechselvesicalschüttelung vorangehen. Die Wechselvesicalschüttelung ziehe ich der einfachen Drückung auf die Blase dicht oberhalb der Symphyse vor, weil durch letztere oft eine zu starke Reizung hervorgerufen wird. Durch diese an Einfachheit nichts zu wünschen übrig lassende Methode habe ich schon Frauen in einer Sitzung geheilt, welche an Parese des Blasenschliessmuskels nach einer Zangengeburt litten, und ich bin überzeugt, dass Jeder welcher sie einmal versucht hat, damit zufrieden sein wird.

Enuresis nocturna kommt bekanntlich bei Kindern sehr häufig vor, und es ist behauptet worden, dass gerade sogenannte sensitive Personen als Kinder besonders daran leiden. Wahrscheinlich kommt es mir vor, dass solche Kinder, soweit nicht Blasensteine, Phimosen etc. ein veranlassendes Moment geben, einen besonders tiefen und festen Schlaf haben. Eine besondere Schwachheit der Körperconstitution kann nicht die Ursache sein, denn gewöhnlich sind es kräftige, gesund aussehende und lebhafte Kinder.

Die alte Methode, durch körperliche Strafen diese üble Gewohnheit zu vertreiben, sie gewissermassen „wegzuprügeln", hat sich als ebenso zwecklos, wie unweise erwiesen und wird auch von den jetzigen Aerzten perhorrescirt. Dagegen kann man nie zu viel für Beförderung des Ehrgefühles thun; denn die Erfahrung beweist, dass eine Menge Menschen durch feste Willenskraft beinahe zu jeder Stunde erwachen können und dies um so leichter, wenn ein bestimmter Anlass hierzu vorhanden ist. Man muss wohl für diesen Vorgang eine Schwäche in dem Schliessmuskel der Blase annehmen oder eine abnorme Reizbarkeit des Detrusor. Ganz unbestreitbar ist aber die Schwäche des Sphincter, wenn solche Kinder auch des Tages über bei heftigen Bewegungen, z. B. auch beim Lachen den Urin nicht zurückhalten können. Solchen Kindern am Abend das Trinken zu verwehren, halte ich für unbarmherzig und auch für unrichtig; da die Spannung der Blase und somit der Drang zum Wasserlassen ausbleibt, während die unfreiwillige Entleerung der Blase nach wie vor stattfindet.

Die Behandlung, wie wir sie anwandten, hat sich als sehr erfolgreich gezeigt, und zwar bestand dieselbe aus den mehrfach erwähnten leichten Kreuzklopfungen in stützgegenstehender Stellung, Unter-Schambeindrückung per rectum gegen den Blasenhals zu gerichtet und besonders krummhalbliegend Knieschliessung bei Kreuzhebung.

Da Wandernieren durchaus nicht selten sind bei Frauen, und Jedem, der sich mit Frauenkrankheiten beschäftigt, immer und immer wieder vorkommen, sei es mir gestattet, meine Erfahrungen über dieses Leiden hier mitzutheilen. Es ist bekannt, dass rechtsseitige Wandernieren unendlich viel häufiger vorkommen, als linksseitige, und man muss immer, wenn die Frauen über Schmerzen in der rechten Seite etc. klagen, daran denken, dass dieselben durch eine wandernde Niere veranlasst sein können. Die Diagnose einer Wanderniere ist nicht sehr schwer. Ich pflege dabei auf folgende Weise zu verfahren: Patientin liegt in gewöhnlicher Steinschnittlage, Oberkörper etwas erhöht, die Kleider sind gelöst. Man legt die linke Hand an den rechten unteren Rippenrand der Patientin, so dass der Daumen nach vorn dicht unterhalb der Rippen, die übrigen vier Finger gegen die Wirbelsäule hin in die Nierengegend zu liegen kommen. Während einer tiefen Exspiration der Patientin wird nun der

Daumen tief eingedrückt, worauf man mit der rechten Hand von der Darmbeingrube nach oben zu palpirt und im Falle eine Wanderniere vorhanden ist, dieselbe deutlich hin und her ballotiren fühlt. Lässt man darauf den Daumen locker und setzt zugleich mit dem Druck der rechten Hand fort, so fühlt man die Niere deutlich nach oben gleiten und hinter der Leber verschwinden. Auf eine linksseitige Wanderniere prüft man in derselben Weise, nur dass man dann die Hände vertauscht. Die ärztliche Behandlung dieser Affectionen besteht in der Verordnung der verschiedenartigsten Bandagen, von Einigen sind sogar operative Eingriffe vorgeschlagen und ausgeführt worden. Ich habe in diesen Fällen immer die sogenannte Unternier-Zitterdrückung angewendet, und gefunden, dass eine Menge Patientinnen hierdurch geheilt oder gebessert wurde. Diese Bewegung ist eine sehr einfache und ist nichts als eine Hinaufschiebung der Niere unter gleichzeitigem feinen Schütteln in Steinschnittlage ausgeführt. Die Bewegung wird bedeutend erleichtert, wenn die Patientin während derselben das Gesäss etwas hebt, und zwar wird sie so ausgeführt, dass der Gymnast nach Reposition der Niere sich so setzt, dass er die Patientin ansieht, dann seine beiden Hände vorn unter den Rippenbogen ansetzt und dieselben unter leisem Schütteln nach hinten oben führt, wobei die Fingerspitzen an der Hinterfläche des Rumpfes hingleiten. Ausserdem werden Querlendenklopfungen und Uebungen für die Bauchmuskeln gegeben. Es ist in der That nicht nur möglich, sondern sogar die Regel, dass man durch eine längere Zeit in dieser Weise fortgesetzte Behandlung eine Fixation der Niere an normaler Stelle erzielt. Können oder wollen die Frauen sich nicht auf eine längere Behandlung einlassen, so kann man sie lehren, selbst die Niere zu reponiren und darauf die erwähnte Unternier-Schüttelung auszuführen. Wenn auch hierdurch das Leiden nicht völlig gehoben wird, so haben die Frauen doch ein Mittel in der Hand, sich von den oft sehr heftigen Schmerzen zu befreien.

XII. Einige Krankheiten des Intestinaltractus.

Es sei mir erlaubt, hier eine Bewegung zu beschreiben, welche die Veranlassung zu meiner ganzen Behandlungsmethode gewesen, nämlich die von mir „S-romanum-Hebung" genannte Bewegung, welche gegen Prolaps des Mastdarms angewendet wird.

Diese Affection ist nicht allzu selten und die ärztliche Behandlung derselben hat bis jetzt wenig günstige Resultate aufzuweisen.

Die von mir angewendete Bewegung wird in folgender Weise ausgeführt: Patient liegt in Steinschnittlage. Der Arzt stellt sich auf die rechte Seite desselben. Während der Arzt nun seine linke Hand auf die linke Schulter des Patienten legt, setzt er seine rechte Hand medianwärts von der linken Crista ilei an und schiebt sie unter feinem Schütteln tief ins Becken hinein. Währenddem werden die Fingerspitzen gekrümmt und dann mit den Bauchdecken unter gleichzeitigem Druck nach oben geführt. Man kann sich leicht davon überzeugen, dass sich bei dieser Bewegung der Anus in der Regel trichterförmig einzieht, und dass in der That die Flexura sigmoidea und das Rectum hierdurch gehoben, beziehentlich nach oben gezogen werden. Die übrige Behandlung gegen Prolapsus ani besteht in stützgegenstehend Kreuzbeinklopfung, krummhalbliegend Kniesschliessung unter Kreuzhebung und nach jeder Defäcation wiederholten Einläufen von wenig lauwarmem Wasser. Ganz besonders wirksam ist diese Methode auch in den Fällen, wo das Rectum durch jahrelang fortgesetzte grosse Clysmata abnorm schlaff und weit ist und Stuhlgang immer nur durch künstliche Mittel erzielt werden kann. Fügt man ausser den erwähnten Bewegungen in einem solchen Falle noch eine leichte Massage des Rectum von der Scheide aus nach dem Kreuzbein hinzu und setzt die Behandlung einige Wochen lang fort, so kann dieser abnorme Zustand des unteren Abschnittes des Rectum völlig gehoben werden.

Obgleich in das Gebiet der Chirurgie gehörend, aber von grosser Wichtigkeit auch für den Frauenarzt und im Allgemeinen noch wenig bekannt, ist die Behandlung der Hernien, wie sie von Branting ausgeführt wurde, und welche ich selbst wiederholt angewendet habe.

Es ist nämlich in der That möglich, bei jugendlichen Personen Hernien zur Heilung zu bringen, so dass die Betreffenden in späteren Jahren kein Bruchband mehr zu tragen brauchen. Das Princip ist ein sehr einfaches. Durch passende Bewegungen sucht man die Bauchmuskeln zu kräftigen und eine Verengerung der Bruchpforte zu bewirken. Nach jeder Behandlung muss das Bruchband sofort wieder angelegt werden, und zwar muss dasselbe gut passen und darf keinen zu starken Druck ausüben. Wir betonen ausdrücklich, dass ein stärkerer Druck vermieden werden muss, weil derselbe an der betreffenden Stelle eine Atrophie bewirkt und dadurch die Wirkung der Behandlung völlig vernichtet.

Es sind hauptsächlich zwei Bewegungen:

1. Streckkrummhalbliegend — Beinniederdrückung.

Bei derselben liegt der Patient in halbliegender Stellung, die Knie sind gespreizt und das betreffende Bein, bei einem rechtsseitigen Bruch also das rechte, etwa rechtwinkelig im Hüftgelenk gebeugt, im Kniegelenk gestreckt. Unter Widerstand des Patienten wird nun von dem Bewegungsgeber das Bein niedergedrückt, d. i. der Flexionswinkel im Hüftgelenk vermindert, darauf vom Patienten unter Widerstand des Gymnasten gehoben und diese Bewegung je nach den Kräften des Patienten drei- bis viermal wiederholt. Der Bewegungsgeber setzt seine Hand an dem Fussrücken des Patienten an. Dass vor dieser Bewegung der Bruch reponirt sein muss, brauche ich wohl nicht zu erwähnen. Wenn man während derselben die Bruchpforte beobachtet, so wird man finden, dass niemals der Bruch hervortritt, sondern durch die Spannung der Muskeln zurückgehalten wird. Die Bewegung ist nichts als eine gegen Widerstand ausgeführte Beugung im Hüftgelenk bei gleichzeitiger starker Abduction.

2. Neigwendspaltsitzend schiefe Rumpfrückwärtsführung.

Patient sitzt mit vornübergebeugtem Oberkörper, gespreizten Knien und den Rumpf halb nach der dem Bruch gegenüberliegenden Seite, also bei einem rechtsseitigen Bruche nach links gedreht auf einem Plinth oder Schemel, der Gymnast steht hinter dem Patienten, fasst denselben an den Schultern und zieht den Rumpf unter Widerstand nach hinten unter gleichzeitiger Drehung nach rechts, worauf der Patient ebenfalls unter Widerstand den Rumpf wieder nach vorn beugt und seine vorherige Stellung einzunehmen sucht. — Die Wirkung dieser Bewegung ist der vorigen sehr ähnlich. Man wird auch hier eine starke Spannung der Musculatur in der Gegend der Bruchpforte wahrnehmen. Zu beachten ist, dass während der ganzen Zeit der Rumpf etwas nach vorn gebeugt sein muss, und dass jede lordotische Verkrümmung der Wirbelsäule bei dem Rückwärtsführen vermieden werden muss.

Ich lasse ausserdem Morgens und Abends feuchte Compressen auf die Bruchstelle legen, welche eine kurze Zeit lang liegen bleiben.

In Fällen wo die Reposition einer Hernie sehr schwierig war, auch in solchen, wo verschiedene Aerzte sich vergeblich damit abgemüht haben, bin ich auf folgende Art und Weise zum Ziele gekommen.

Die günstigste Stellung eines Patienten zur Reposition einer Hernie ist die Steinschnittlage, weil dabei die Bauchmuskeln am schlaffsten sind. Ich habe ebenfalls den Patienten in Steinschnittlage gebracht, mich vor ihn hingesetzt, das betreffende Bein gehoben und über meine Schulter gelegt und nun während die eine Hand den Bruch fixirte, mit der anderen Hand die Bauchdecken tief eingedrückt und mit denselben die Darmschlingen nach oben gezogen, ähnlich wie bei der erwähnten S-romanum-Lüftung. Während ich nun gleichzeitig durch Heben meiner Schulter die Hüfte hob und Repositionsversuche machte, gelang es mir in der Regel, den Bruch zu reponiren.

XIII. Gestörte Nerventhätigkeit.

Es ist merkwürdig, dass Frauen, welche von mir behandelt wurden und vorher bettlägerig waren, gleich nach den ersten Behandlungen aufstehen und ihre gewöhnlichen Arbeiten verrichten konnten, während doch eine bemerkenswerthe locale Besserung noch nicht eingetreten sein konnte. Dieser günstige Einfluss der Behandlung auf das Gemüth der Patientinnen ist sehr bemerkenswerth und es ist meine Ueberzeugung, dass dies zu einer raschen Heilung wesentlich beiträgt. Jedenfalls handelt es sich um eine reflectorische Wirkung und es scheint mir nicht ganz von der Hand zu weisen, auch bei geringeren Affectionen der Unterleibsorgane, welche man kaum als Ursache eines gleichzeitig bestehenden schweren Nervenleidens ansehen kann, die locale Behandlung anzuwenden.

Ueber die Behandlung von Nervenkrankheiten durch thierischen Magnetismus, magnetische Streichungen etc. ist viel geschrieben worden. Sicher ist, dass man durch leichte Streichungen vom Kopf aus nach der Peripherie zu einen ganz ausserordentlich beruhigenden Einfluss auf die Patientin ausüben kann und ich halte es für durchaus gerechtfertigt, solche anzuwenden, zumal die Kranken dabei im Vollbesitz ihres Bewusstseins bleiben. Wer nur einmal versucht hat, bei nervösen, reizbaren Personen derartige Streichungen auszuführen und die beruhigende Wirkung derselben gesehen hat, wird mir beipflichten. Man legt dabei beide Hände auf den Kopf der Kranken und führt dieselben immer nur in leisem Contact mit deren Körper herab bis zu den Zehen, wobei die Patientin mit geschlossenen Augen aufmerksam der Bewegung folgt. Zuweilen findet man aber Personen, welche an einer solchen Ueberreizung der Nerven leiden, dass sie diese Streichungen nicht vertragen können. Auf solche kann man dadurch beruhigend einwirken, dass man die flache Hand eine kurze Zeit lang sanft auf die Stirn, Herzgrube und den Leib der Patientin nach einander legt, ohne dabei die Finger zu rühren. Auch nach der Behandlung ist ein solches Handauflegen von guter Wirkung, um die Gedanken der Patientin abzulenken und das aufgeregte Nervensystem zu beruhigen. Um falschen Deutungen zu entgehen, möchte ich hervorheben, dass ich derartige Streichungen etc. nicht etwa als ein Heilmittel für Unterleibskrankheiten ansehe, sondern ich wende sie nur als beruhigendes und auch stimulirendes Mittel, sowie als Vorbereitung bei nervösen Kranken an, um dann meine gewöhnliche Behandlung anzuschliessen. Dass man bei der Behandlung von Convulsionen und Krämpfen hysterischer Personen nicht allein mit physischen Mitteln auskommt, sondern dass dabei eine Einwirkung auf die Psyche der Kranken von grösster Wichtigkeit ist, wird Niemand bestreiten. Ist man einmal im Stande, einen persönlich beruhigenden und ich möchte sagen auch ermuthigenden Einfluss auf die Patientin auszuüben, dann erst werden die bekannten Behandlungsmethoden: passende Diät, Kaltwassercur, allgemeine Gymnastik, Aufenthalt in frischer Luft, einen befriedigenden Erfolg erringen, zumal, wenn es gelingt, die Kranken zugleich ungünstigen häuslichen Verhältnissen zu entziehen. Nicht allzuselten werden Krampfanfälle, Parästhesien etc. reflectorisch von den Genitalorganen ausgelöst und man kann durch Behandlung des Grundleidens oft eine völlige Heilung erzielen. Ich könnte eine Menge Beispiele hierfür anführen, will aber nur eines erwähnen, bei dem es sich nicht um Krämpfe, sondern um auf die Oberschenkel ausstrahlende Schmerzen, bei gleichzeitiger Unmöglichkeit zu gehen, handelte.

Dieser Fall betraf ein junges Mädchen, bei welchem einer unserer Professoren die Diagnose auf eine Hüftgelenksentzündung linkerseits gestellt und einen Extensionsverband verordnet hatte, der bereits ein halbes Jahr lag, ohne dass eine wesentliche Besserung eingetreten wäre. Ich fand eine Perioophoritis sinistra. Bei der geringsten Berührung des Ovariums traten heftige, unerträgliche Schmerzen in der Hüfte auf, die aber nach mehrtägiger vorsichtiger Massage immer geringer wurden, so dass das Mädchen nach kurzer Zeit aufstehen konnte und nach einem Monate geheilt war und blieb.

Nervdrückungen und Massage in der Umgebung der Nerven werden hier vielfach angewendet bei Neuritis oder Entzündung der Nervenscheide. Der Erfolg ist ein sehr guter, doch ist wohl zu beachten, dass die von dem Reiz auf die Nerven erwartete Wirkung theilweise oder völlig ausbleibt, wenn gleich nach den Nervendrückungen active Muskelbewegungen gegeben werden. Man muss es sich deshalb zur Regel machen, in den Fällen, wo man active Bewegungen und Nervdrückungen vereinigen will, erst die Bewegungen machen zu lassen und unmittelbar darauf die Nervdrückungen folgen zu lassen. Nur da, wo die Drückungen auf die Nerven nicht die Hauptsache sind und man dieselben nur anwendet, um Muskel- und Gefässthätigkeit zu beleben, z. B. bei einer Myositis, lässt man auf die passiven Resorptionsbewegungen active Muskelbewegungen folgen, um den betreffenden Theilen einen kräftigen, gesunden Blutstrom zuzuführen.

Ueber den Werth der Nervdrückungen bei Beschäftigungsneurosen, z. B.: Schreibkrampf, habe ich wenig Erfahrung, doch ermuthigen meine Resultate zu weiteren Versuchen.

XIV. Unsere hauptsächlichsten heilgymnastischen Bewegungen.

Ein so wichtiges Unterstützungsmittel unserer localen Behandlung die allgemeine Heilgymnastik auch ist, so halte ich es doch für nothwendig, darauf hinzuweisen, dass man in der Auswahl der betreffenden Bewegungen einestheils und in der Ausführung derselben andererseits sehr exact sein muss, wenn man nicht die Heilung verzögern oder gar schädliche Einflüsse sehen will.

Professor Branting, dieser unvergleichliche, sich selbst und die Patienten stets kritisirende Bewegungsgeber hat uns oft darauf aufmerksam gemacht, dass man, nachdem der Patient in die beabsichtigte Stellung gebracht und darin fixirt sei, mehr fühlen als sehen müsse. Bei passiven Bewegungen, d. h. also solchen, bei denen von Seite der Patienten kein Widerstand geleistet wird, geben uns oft die Schmerzen, welche der Patient dabei empfindet, einen guten Wegweiser, wie weit man gehen darf. Man wird sich natürlich nicht von besonders empfindlichen Patienten abschrecken lassen, aber in der Mehrzahl der Fälle doch darauf Rücksicht nehmen.

Ein Fehler, den die Patienten sehr häufig bei activen Bewegungen begehen, ist, dass sie die in Thätigkeit tretenden Muskeln krampfhaft anspannen. Man muss die Patienten darauf aufmerksam machen, dass alle Kraftleistungen von Uebel sind und krampfhafte Muskelcontractionen nichts nützen.

Auch die Stellung, welche der Gymnast während der Behandlung einnimmt, ist nicht gleichgiltig; die Fähigkeit, anhaltend zu arbeiten, setzt voraus, dass man immer eine Stellung einnimmt, in welcher man frei athmen kann und der Blutkreislauf nicht gestört wird. Es möge deshalb kein Gymnast versäumen, sich aller Stützen und Hilfsmittel zu bedienen, wodurch seine eigene Kraft gespart wird.

Wie bekannt, gibt man Gymnastik mit und ohne Attirail. Die Gründe, weshalb ich es vorgezogen habe, meine Bewegungen mit Beihilfe von Stühlen, Tischen, Thüren, Sopha und Betten etc. zu geben, sind mehrfacher Art. — Hauptsächlich wurde ich jedoch von dem Bestreben geleitet, mit möglichst einfachen Hilfsmitteln zu arbeiten und mich unabhängig von allen gymnastischen Geräthschaften zu machen, da man oft die Bewegungen in den Wohnungen der Patienten geben muss, wo man keine Apparate zur Gymnastik vorfindet.

Mit Ausnahme von wenig Fällen, die bereits näher besprochen sind, gilt es für alle unsere Patientinnen als feststehende Regel, das Blut mehr oder weniger vom Becken abzuleiten. Dies hat zur Folge, dass wir uns auf eine bedeutend kleinere Anzahl von Bewegungen beschränken müssen, als andere Gymnasten anzuwenden pflegen, und dass wir gezwungen sind, eine grosse Anzahl von Bewegungen, die bei uns gang und gebe sind, für unsere Zwecke umzuändern.

Es versteht sich von selbst, dass die Behandlung eines Patienten ganz nach seinem Leiden festgesetzt wird. Doch es muss nicht nur die Auswahl der Bewegungen sehr sorgfältig gemacht werden, sondern auch jede Bewegung unter Umständen täglich nach dem jedesmaligen Bedürfniss des Patienten umgeändert werden. Wenn es mir nun gelingt, zu beweisen, dass dies recht und vortheilhaft für die Patienten ist, so ist auch damit festgestellt, dass dies ihnen gegenüber Gewissenssache und Pflicht ist. Ist nun die Heilgymnastik als Wissenschaft anerkannt, basirt auf Anatomie, Physiologie, Pathologie und klinischen Erfahrungen, so erfordert die gymnastische Behandlung der Kranken so viele Kenntnisse, Beurtheilungsgabe und Erfahrung, dass wohl nicht Viele vorhanden sind, die auf eigene Faust es verstehen, Patienten richtig zu behandeln. Dass Maschinen, die zwar nie pfuschen, d. h. falsche und schlechte Bewegungen geben, aber auch kein Urtheil besitzen, in gewisser Hinsicht mit Vortheil anzuwenden sind, will ich nicht leugnen. Ich bin kein Feind der Zander'schen Maschinengymnastik, nur vor Uebertreibungen möchte ich warnen. Vor allen Dingen eignet sich diese Methode nur für grosse Städte, denn es muss eine grosse Anzahl von ungleichen Maschinen vorhanden sein, natürlich auch grosse Räumlichkeiten und, was wohl zu beachten ist, eine grosse Anzahl von Patienten. Ausserdem müssen wir sehr oft unsere Behandlung in den Wohnungen der Kranken, sogar im Bett vornehmen, wenn die Kranken zu schwach sind, das Gymnastiklocal zu besuchen. Alles in Allem passt die Zander'sche Methode nicht für unsere Zwecke,

5*

denn die locale Behandlung muss vom Arzte ausgeführt werden; es würde also dann die Behandlung von zwei Seiten getheilt vorgenommen werden, während es doch wünschenswerth erscheinen muss, dass die Behandlung in toto von einer Person ausgeführt wird, welche ganz nach dem jeweiligen Zustand des Kranken Aenderungen in der Behandlung eintreten lassen kann.

Ueber die locale Behandlung ist schon gesprochen worden. Dieselbe ist schwer zu beschreiben und schwer aus Büchern zu erlernen, obgleich ich mich bemüht habe, mich möglichst klar auszudrücken. Es sollen nun hier diejenigen wichtigeren gymnastischen Bewegungen besprochen werden, welche hauptsächlich von uns ausgeführt werden.

1. Gespanntstehend − Querbauchstreichung.

Der Patient steht mit erhobenen Armen und hält sich mit denselben an einem Geräth fest. Am bequemsten ist es, wenn der Patient an der Thür steht, sich mit beiden erhobenen Händen an den Seitenwänden festhält und den Rücken etwas anlehnt. Der Gymnast steht gebeugt vor dem Patienten, legt seine Hände flach auf den Leib desselben auf und macht nun unter kräftigem Druck Streichungen dem Verlaufe des Colon entsprechend. Die Fehler, welche hierbei gewöhnlich begangen werden, sind folgende: Entweder werden die Streichungen zu leicht ausgeführt und sind dann in ihrer Wirkung nur auf die Bauchdecken beschränkt, oder die Bewegung wird stossweise, gewissermassen knuffend gegeben. Die Stellung ist deswegen besonders geeignet, weil dabei der Rippenrand weit vom Becken entfernt ist, die Bauchmuskeln ausgedehnt sind und eine Hyperämie des Darms erleichtert wird. Die Bewegung ist ausserordentlich wirksam bei chronischer Obstipation.

2. Krummhalbliegend − Leibwalkung und schlaffsitzend − Quer-Hüftschüttelung.

Beide Bewegungen werden sehr oft zusammen nach einander gegeben, und zwar bei Obstipation. Die Erfahrung hat gelehrt, dass es nicht praktisch ist, bei hartnäckigen Obstructionen mit sogenannten direct abführenden activen Bewegungen gleich im Anfang vorzugehen, dass man aber die gewünschte Wirkung mit grosser Sicherheit erreicht, wenn man mit passiven Bewegungen, zu denen die oben stehenden gehören, beginnt.

Bei der ersteren liegt die Patientin in Steinschnittlage, der Arzt sitzt zur Seite und beginnt in der Gegend der Flexura sigmoidea mit Knetungen, um mechanisch die Skybala nach unten zu befördern. In gleicher Weise geht er dann in der Gegend des Coecum vor und folgt dann dem Verlaufe des Colon. Zuletzt werden beide Hände übereinander auf die Mitte des Bauches gelegt und kräftige Walkungen ausgeführt. Man muss dabei mit den Händen ziemlich tief eingehen, da man ja auf den Dünndarm einwirken will. Sind Lageveränderungen des Uterus oder Beckenzellgewebsentzündungen vorhanden, so muss natürlich diese Bewegung ganz leicht und mit der grössten Sorgfalt gegeben werden, unter Umständen ist sie ganz wegzulassen.

Bei der schlaffsitzenden Querhüftschüttelung sitzt der Patient vornübergebeugt, der Gymnast vor ihm, seine Hände so auf dessen Weichen gelegt, dass die Finger zwischen Darmbeinkamm und Rippen und die Daumenballen in der Mitte liegen. Nun wird mit beiden Händen eine kräftige Schüttelung ausgeführt, die etwa 1—2 Minuten dauert und einige Male wiederholt wird.

3. Krummhalbliegend — Quer-Leibschüttelung.

Diese Bewegung soll im Gegensatz zu den bisher angeführten gegen Diarrhöe wirken. Die Hände werden dabei auf den Bauch gelegt und erst langsam, dann immer schneller in horizontaler Richtung mit den Bauchdecken hin- und hergeschoben und mit einem kräftigen Druck nach der Wirbelsäule zu abgeschlossen. Die Bewegung wirkt theils ableitend nach den Bauchdecken, theils soll sie die Resorption in den

Gedärmen befördern. Bei gleichzeitig bestehender Retroflexio uteri ist sie natürlich contraindicirt.

4. Streckneigspaltsitzend — Wechseldrehung.

Die Patientin sitzt mit vornübergebeugtem Oberkörper und gespreizten Knien, die Arme sind gehoben, die Oberarme in nahezu horizontaler Stellung, die Vorderarme im Ellbogengelenk etwas gebeugt. Der Gymnast steht, der Patientin das Gesicht zugewendet, auf einem Stuhl vor ihr, fasst sie an den Händen und dreht nun, während die Arme genau in dieser Stellung bleiben, unter Widerstand der Patientin deren Oberkörper nach rechts, worauf die Patientin unter Widerstand des Gymnasten sich zurückdreht. Dann wird der Körper in derselben Weise nach links gedreht und so fort, im Ganzen nach jeder Richtung drei, höchstens viermal. Dabei ist zu beachten, dass die Drehung nur mit dem Rumpf zu geschehen hat, die Arme bleiben unbeweglich und dienen ausschliesslich zur Führung. Diese Bewegung leitet das Blut sehr energisch vom Becken ab und wird bei Metrorrhagien, entzündlichen Vorgängen in der Umgebung des Uterus, aber auch bei Diarrhöen angewendet.

4. Streckstützspaltstehend — Wechselseitenbeugung.

Patient steht mit gespreizten Beinen, die Arme werden über den Kopf gehoben, so dass die Volarseiten der Hände einander zugekehrt sind. Der Gymnast steht vor dem Patienten, fasst dessen beide Oberarme in der Gegend des Ellbogens und beugt nun den Oberkörper zuerst unter Widerstand des Patienten nach rechts, worauf sich dieser wieder gegen Widerstand aufrichtet, dann nach links und so fort. Dabei ist Verschiedenes zu beachten. Wir haben gefunden, dass unsere Patientinnen diese Uebung nicht gut vertrugen, wenn die Beugung genau nach der Seite ausgeführt wurde. Dies wird vermieden, wenn man eine minimale Drehung des Oberkörpers nach der Seite, wohin man beugen will, ausführen lässt, so dass also die betreffende Schulter etwas nach vorne kommt. Bei Männern dagegen soll man gerade nach der Seite biegen.

Gewöhnliche Fehler, welche bei dieser Uebung begangen werden, sind, dass die Patientinnen nicht den Kopf dem Rumpfe folgen lassen, oder dass sie nicht fest auf den Füssen stehen, sondern entweder den einen Fuss heben oder das andere Knie beugen. Bei schwachen Patientinnen kann man statt dieser auch armgespreiztsitzend Wechselseitenbeugung geben, bei welcher fast dieselben Muskeln in Thätigkeit treten. Die Patientin sitzt, die Arme sind seitlich gehoben, der Gymnast sitzt vor ihr, fasst die Arme in der Ellbogengegend, und führt nun, wie oben beschrieben, die Rumpfbeugungen nach der Seite aus.

6. Reitsitzend — Rumpfrollung.

Der Patient sitzt auf einem Plinth oder Schemel, der nicht allzu breit sein darf. Der Gymnast steht hinter ihm, legt seine Hände auf dessen Schultern, und führt nun, während der Patient fast ganz passiv bleibt, Rumpfrollungen erst rechts, dann links herum aus. Der Oberkörper soll dabei etwas nach hinten übergebeugt werden. Die Bewegung darf nicht stossweise gegeben werden und die Schultern müssen immer in einer Ebene gedreht werden. Widerstand wird bei dieser Bewegung, welche leicht ableitend vom Bauch wirkt, nicht gegeben. Es ist nothwendig, die Oberschenkel des Patienten durch einen Gehilfen oder ein paar Riemen zu fixiren, da sich sonst der Kranke nicht in den Weichen dreht, sondern auf seinem Sitze hin und her wälzt.

7. Streckwendspaltsitzend — Wechseldrehung unter Rückendruck.

Diese Bewegung leitet das Blut ziemlich kräftig vom Becken ab. Patient sitzt auf einem Plinth oder Schemel mit gespreizten Knien, die Arme hoch nach oben gestreckt, während der Gymnast hinter ihm auf einem Stuhl steht, ihn an den Handgelenken fasst und unter gleichzeitigem Druck mit dem Knie zwischen die Schulterblätter den Oberkörper des Patienten gegen Widerstand desselben nach rechts dreht, worauf der Patient sich zurückdreht und nun die Bewegung nach links zu fortgesetzt wird. Hierbei ist nicht unbeachtet zu lassen, dass man bei der Drehung nach rechts den rechten Arm des Patienten nur halb gestreckt lässt, weil man dann die Drehung besser ausführen kann, wogegen der linke Arm völlig gestreckt wird, um den Brustkasten zu heben. Der Widerstand darf nicht durch die Armmuskeln gegeben werden, sondern soll durch die seitlichen Rumpf- und Bauchmuskeln geschehen.

8. Neigreitsitzend — Wechseldrehung.

Ebenfalls vom Becken ableitend eignet sich diese Bewegung besonders für schwächliche Patientinnen. Die Patientin sitzt mit vornübergebeugtem Oberkörper in reitsitzender Stellung auf einem Plinth, der Arzt steht hinter ihr, fasst sie unter den Schultern und dreht nun den Rumpf erst nach der einen Seite, worauf sich Patientin zurückdreht und dann nach der andern. Wenn die Patientin sich während der Bewegung gegen die Brust des Gymnasten lehnt, so wird jede Anstrengung vermieden und eine gleichmässige Wirkung der Bauchmuskeln erreicht. Ein Fehler ist es, wenn die Patientin, in dem Bestreben, recht gerade zu sitzen, in lordotischer Stellung dasitzt.

9. Halbliegend — Schenkelbeugung.

Diese und die folgende Bewegung leiten das Blut zum Becken. Bei beiden tritt vorzugsweise der Musculus ileopsoas in Thätigkeit. Patient befindet sich in halbliegender Stellung, d. h. mit wenig aufgerichtetem Oberkörper; der Gymnast legt die eine Hand auf das Knie, die andere auf den Unterschenkel des Patienten, und gibt diesem, welcher nun versucht, den

Oberschenkel an den Körper heranzuziehen, d. h. ihn im Hüftgelenk zu beugen, Widerstand, worauf er seinerseits unter Widerstand des Patienten das Bein in die Ausgangsstellung zurückzubringen sucht. Auch diese Bewegung wird im Durchschnitt mit jedem Bein dreimal wiederholt. Es ist nothwendig, den Oberschenkel nicht nur im Hüftgelenk zu beugen, sondern zugleich etwas zu abduciren.

Contraindicirt ist die Bewegung bei allen entzündlichen Processen im Becken.

10. Halbliegend — Oberschenkelrollung und Knieaufdrückung.

Patient liegt mit erhöhtem Oberkörper und mässig abducirten Beinen auf einem Sopha. Der Bewegungsgeber steht zur Seite, fasst mit der einen Hand an die Ferse, mit der anderen in die Kniekehle des ihm zunächst liegenden Beines und führt zuerst eine kräftige Rollung, darauf abwechselnd starke Beugung und Streckung im Hüftgelenk aus. Dasselbe wird mit dem anderen Bein vorgenommen. Der Patient bleibt vollkommen passiv dabei. Das Knie darf bei der Bewegung nicht zu sehr gebeugt werden, und es ist darauf zu achten, dass die Beine abducirt sind und nicht über die Medianlinie gerollt werden dürfen.

Diese Bewegung wirkt ausserordentlich günstig bei Obstipation, vermehrt die Menstruation u. dgl., darf aber nicht bei Beckenzellgewebsentzündungen angewendet werden.

11. Krummhalbliegend Knietheilung und Schliessung unter Kreuzhebung.

Die Knietheilung ist eine Uebung der Abductoren, die Knieschliessung eine solche der Adductoren des Oberschenkels, beide sind also wesentlich von einander verschieden. Bei beiden befindet sich die Patientin in Steinschnittlage, Fersen und Knie liegen aneinander. Will man nun eine Knietheilung vornehmen, so legt man seine Hände an die Aussenseite der Knie und leistet der Patientin, welche aufzufordern ist, die Knie zu spreizen, Widerstand, worauf man gegen Widerstand der Patientin die Knie wieder aneinanderdrückt, bei der Knieschliessung hingegen legt man seine Hände an die Innenseite der Knie und entfernt dieselben von einander unter Widerstand der Patientin, welche sodann ihrerseits die Knie wieder zu schliessen sucht. Die erstere wirkt vom Becken ableitend, die letztere stärkt direct den Beckenboden und ist sehr wichtig bei Prolapsen. Die Hebung des Gesässes während der Bewegung halte ich für sehr nützlich und es wird hierdurch auch ein zu grosser Blutzufluss zum Becken verhindert.

12. Streckfussstützstehend -- Beugung unter Handdrückung.

Diese das Blut kräftig zum Becken leitende Bewegung wird von uns nur bei Amenorrhöe angewendet. Patientin steht und hat das eine Bein im Kniegelenk gebeugt nach hinten geführt und die Fussspitze auf eine Fussbank oder dgl. gestützt. Der Fuss steht dabei in starker Spitzfussstellung. Der hinter ihr auf einem Stuhl stehende Gymnast drückt nun auf die erhobenen Arme der Patientin und veranlasst hierdurch eine Beugung des anderen Beines im Knie- und Hüftgelenk. Hierauf hebt sich die Patientin wieder herauf in die Ausgangsstellung. Infolge der Ausgangsstellung wirkt diese Bewegung viel kräftiger als eine einfache „stehende Kniebeugung".

13. Neiggegensitzend — Wechseldrehung unter Hüftfest.

Diese ableitende Bewegung lasse ich sehr oft ausführen. Patientin sitzt mit geschlossenen Knien auf einem Stuhl, die Hände in die Hüften gesetzt, der Arzt sitzt vor ihr, das Gesicht ihr zugewendet, legt seine Hände auf ihre Schultern und zieht den Oberkörper nach vorn unter Widerstand, worauf er der Patientin beim Wiederaufrichten Widerstand entgegensetzt. Nachdem dies dreimal wiederholt ist, wird der Körper der Patientin erst dreimal nach rechts, dann eben so oft nach links gedreht, natürlich ebenfalls unter Widerstand. Die Bewegung ist weniger anstrengend und vortheilhafter, wenn dabei der Rücken etwas gekrümmt ist; auch ziehe ich es vor, die Bewegung bei geschlossenen Knien zu geben, obgleich ja bei spaltsitzender Stellung die Beugung nach vorn grösser gemacht werden kann.

14. Vornüberliegend — Rumpfhaltung.

Diese Bewegung enthält für unterleibskranke Patientinnen an und für sich nichts Schädliches und ist indicirt, wenn man die Rückenmusculatur kräftigen will. Die Patientin liegt auf einem Plinth in Bauchlage, aber so, dass nur die unteren Extremitäten auf der Unterlage aufliegen, während der Oberkörper gewissermassen in der Luft schwebt. Durch den Gymnast müssen die unteren Extremitäten gegen die Unterlage fixirt werden, während die Patientin die Aufgabe hat, ein paar Secunden den Oberkörper in wagrechter Lage zu halten. Wir müssen jedoch beim Einnehmen der Ausgangsstellung die grösste Vorsicht beobachten, um die starke Anstrengung der Bauchpresse zu vermeiden, die immer entsteht, wenn man in gewöhnlicher Weise verfährt. Die Patientin kniet zuerst auf den Plinth nieder, worauf sofort die Unterschenkel durch eine Person oder einen Riemen an die Unterlage befestigt werden. Hierauf stellt sich der Gymnast vor die Patientin, fasst sie unter die Achseln und zieht sie rasch in einem Zuge in die Ausgangsstellung, lässt die Hände eine Zeit lang los, setzt sie darauf wieder in der Gegend der falschen Rippen der Patientin an und hebt die Frau rasch wieder in die knieende Stellung empor. Man muss sich ferner hüten, den Unterleib mit auf den Plinth zu legen, da sonst durch Druck der Unterlage gegen die Symphyse unnöthige Schmerzen gemacht werden.

15. Neigfallend — Beinhebung.

Patientin steht in neigfallender Stellung, d. h. mit den Händen auf einen festen Gegenstand gestützt, die unteren

Extremitäten weit nach hinten, so dass das Körpergewicht theilweise auf den oberen Extremitäten ruht. Der Arzt legt die eine Hand als Stütze auf den Bauch oder die Schenkelbeuge, die andere auf die Ferse der Patientin und gibt dieser, welche versucht, das eine Bein bei gestrecktem Knie in die Höhe zu heben, einen ganz minimalen Widerstand, worauf er gegen Widerstand der Patientin den Fuss wieder nach unten drückt. Nachdem die Bewegung mit dem einen Bein dreimal wiederholt ist, wird dieselbe Bewegung auch von dem andern Bein ausgeführt. Die Bewegung ist etwas anstrengend, wirkt stark ableitend, kann nur kräftigen Patientinnen gegeben werden.

16. Halbliegend — Fussbeugung-Streckung und -Drehung.

Wir wenden diese Bewegung, welche die Muskeln der Unterschenkel und Füsse kräftigt und einen stärkeren Blutstrom nach diesen Gegenden leitet, sehr oft an, da viele unserer Patientinnen an kalten Füssen leiden und durch diese Bewegung rasch gebessert werden. Man legt die eine Hand unter die Achillessehne, die andere an die vordere Hälfte des Fusses und lässt nun gegen Widerstand den Fuss dorsalwärts flectiren, streckt wieder aus etc. In gleicher Weise lässt man beugen, proniren und supiniren.

Vom Becken ableitend wirkt diese Bewegung nicht, obgleich man für den ersten Augenblick geneigt sein könnte, dies zu glauben. Bei Frauen, die an starken Blutungen leiden, muss man sogar vorsichtig mit der Bewegung sein.

17. Stützgegenstehend — Rückenhackung und Quer-Kreuzklopfung.

Die Patientin steht in etwas geneigter Stellung, die Hände gegen einen Stuhl oder dgl. gestützt, während der hinter ihr stehende Gymnast mit beiden Händen leichte Hackungen vom Nacken beginnend zu beiden Seiten der Wirbelsäule ausführt und mit ziemlich kräftigen Klopfungen in der Gegend der Lendenwirbelsäule und des Kreuzbeines schliesst. Die Hackungen werden mit ausgestreckten Fingern, die Klopfungen mit der geballten Faust gegeben, die Bewegung selbst muss im Handgelenk geschehen. Die Bewegung soll vitalisirend auf die Rücken- und Beckennerven wirken und das Blut zum Becken leiten.

18. Kniespaltstehend — Schraubendrehung.

Diese Bewegung leitet kräftig zum Becken und wird auf folgende Weise ausgeführt. Patientin kniet auf einem Kissen, der Arzt steht hinter ihr, fasst mit seinen Händen in die Achselhöhlen der Patientin und dreht nun ziemlich rasch den Rumpf derselben nach rechts und links, etwa zehn- bis zwölfmal. Die Patientin leistet dabei keinen Widerstand und lehnt den Oberkörper etwas zurück. Es ist wichtig, die Drehungen nicht allzuschnell auszuführen und in der Mitte eine kurze Pause zu machen.

19. Gangstehend — Planarmbeugung.

Bei dieser Respirationsbewegung, d. h. also einer Bewegung, bei welcher tief eingeathmet und die Brust erweitert werden muss, steht die Patientin den einen Fuss vor den andern gesetzt, die Arme parallel nach vorne gestreckt, so dass die Handteller einander zu gerichtet sind. Während nun der Gymnast seine Hände auf die Streckseiten der Hände der Patientin legt und einen kräftigen Widerstand gibt, führt diese ihre Arme in horizontaler Richtung seitwärts, und etwas nach hinten, so dass die Brust weit ausgedehnt, und die Athmung erleichtert wird. Dann führt man unter sehr leichtem Widerstand der Patientin die Arme in die Ausgangsstellung zurück.

Die Aufgabe, zu beschreiben, wie gymnastische Bewegungen genommen oder nicht genommen werden müssen, ist von solchem Umfange und von solcher Wichtigkeit, dass es wünschenswerth wäre, wenn sich Jemand fände, der diesen Wissenszweig bearbeitete. Was hier beschrieben, kann nur als ein kleiner Beitrag zu der Frage angesehen werden. Wir haben nur die wenigen Bewegungen angeführt, welche die Localbehandlung zu begleiten pflegen und die gymnastische Behandlung unserer Patientinnen vervollständigen.

Ich möchte nochmals betonen, dass ich Alles genau so ausführe, wie es in diesen Zeilen geschildert worden ist. Möge dieses kleine Buch dazu beitragen, dass meine einfache Methode zur Behandlung einer Reihe von Unterleibskrankheiten Verbreitung in den Kreisen der Aerzte, und bald allseitige Anwendung findet.

Ich erfülle eine Pflicht der Pietät, wenn ich zum Schluss hervorhebe, dass bereits im Jahre 1872 Herr Professor Dr. Sven Sköldberg in Stockholm die Wichtigkeit meine Behandlung zu prüfen erkannt hat, und mich veranlasste, nach Stockholm zu übersiedeln, um eine wissenschaftliche Controle zu erhalten. Leider wurde Dr. Sköldberg durch seinen baldigen Tod verhindert, seine wissenschaftlichen Untersuchungen, die er über meine Methode begonnen hatte, zu veröffentlichen. Er starb am 22. October 1872. Seine öffentliche Wirksamkeit schloss damit, dass er die Aufmerksamkeit der Studirenden in seinen Vorlesungen auf diese Methode richtete.

Dafür Ehre und Dank seinem Andenken!